Michaela Döll

Lebenselixier Vitalstoffe

Wichtige Hinweise

Die Wissenschaft ist ständig in Fluss. Die vorliegenden Informationen beruhen auf gründlicher Recherche der Autorin. Ziel des Buches ist es, die modernen Erkenntnisse der Ernährungsmedizin aufzuzeigen, wobei die Betreuung durch einen Therapeuten hiermit nicht ersetzt werden soll. Alle Angaben, Empfehlungen und Informationen sind ohne jegliche Verpflichtung oder Garantie der Autorin.

Für die Angaben zu den aufgeführten Produkten kann weder seitens der Autorin noch seitens des Verlages eine Gewähr übernommen werden. Der Leser sollte in jedem Fall seinen Therapeuten um Rat fragen, verordnete Medikamente nicht eigenmächtig absetzen und die Anwendung der hier genannten Präparate auf seinen speziellen Bedarfsfall vom betreuenden Therapeuten prüfen lassen.

Prof. Dr. rer. nat. Michaela Döll

Lebenselixier Vitalstoffe

Vitamine, Spurenelemente & Co.

VdÄ
VERLAGSHAUS DER ÄRZTE

Abbildungsnachweis

www.pixelio.de: 10 (Simone Hainz), 16 (Marko Greischus), 17 (Gerald B.), 19 (Birgit H.), 20 (alt_f4), 21 (Rolf Handke), 23 (alt_f4), 24 (M. Gade), 26 (W.R. Wagner), 28 (Knipseline), 30 (W.R. Wagner), 32 (W.R. Wagner), 36 (Rita Thielen), 38 (Rainer Sturm), 39 (W.R. Wagner), 40 (Rösli48), 44 (Birgit H.), 42 (Martin Berk), 46 (W.R. Wagner), 52 (BrandtMarke), 53 (Mandy Bremse), 54 (S. Hofschläger), 56 (Mandy Kretschel), 59 (Tim Reckmann), 60 (meltis), 61 (Jutta Rotter), 64 (Mikhael-Timofee), 65 (Angelika Ströbel), 68 (W.R. Wagner), 70 (Dietmar Meinert), 71 (Gänseblümchen), 73 (Claudia Hautumm), 81 (Maren Beßler), 82 (Sigrid Rossmann), 87 (Robert Babiak), 90 (Rudolpho Duba), 92 (Klaus Uwe Gerhardt), 93 (Manfred Schütze), 96 (Michael Lemke), 102 (Petra Bork), 105 (Kurt F. Domnik), 106 (W.R. Wagner), 109 (Bettine), 112 (cameraobscura), 114 (Benjamin Klack), 118 (W.R. Wagner), 123 (Birgit H.), 127 (Dieter Schütz). **Andrea Malek (Malanda Buchdesign):** 57. **Lisa Hahsler:** 34, 78, 84, 86. **Mag. Martin Schrampf:** 31. **PhotoAlto:** 12, 48, 50, 66, 75, 76, 111, 122. **US-Gover., Library of Congress:** 14. **Wikipedia:** 51 (Armin Kübelbeck), 62 (Georg Slickers), 85 (Kyle Cassidy), 95 (Nicolas Merky), 97 (James Lindsey), 98 (AK), 100 (Eric Steinert), 101 (Frankenstoen), 104 (Nordisk Familjabok, 1876–1899), 107 (Keith Weller), 110 (THOR), 116 (Simon A. Eugster), 119 (Jo Jan), 121 (kiwi42), 124 (H. Zell), 126 (Peter Presslein). **www.fotolia.com:** 67 (eakn), 115 (bouleyp), 125 (absolutimages).

© Verlagshaus der Ärzte GmbH
Nibelungengasse 13
A-1010 Wien

www.aerzteverlagshaus.at

1. Auflage 2015

ISBN 978-3-99052-102-1

Umschlag & Satz: Grafikbüro Lisa Hahsler, 2232 Deutsch-Wagram
Umschlagfoto: www.fotolia.com (Seralex)
Projektbetreuung: Hagen Schaub
Druck & Bindung: Druck & Bindung: FINIDR, s.r.o., 73701 Český Těšín

Printed in Czech Republic

Aus Gründen der leichteren Lesbarkeit – vor allem in Hinblick auf die Vermeidung einer ausufernden Verwendung von Pronomen – haben wir uns dazu entschlossen, alle geschlechtsbezogenen Wörter nur in eingeschlechtlicher Form – der deutschen Sprache gemäß zumeist die männliche – zu verwenden. Selbstredend gelten alle Bezeichnungen gleichwertig für Frauen.

Inhalt

Vitalstoffe – lebensnotwendige Substanzen für die Gesundheit

Mikronährstoffe – unverzichtbare Winzlinge im Essen

Kennen Sie den Unterschied zwischen Makro- und Mikronährstoffen? Kohlenhydrate, Fette und Proteine kommen in vielen Grundnahrungsmitteln (z.B. Nudeln, Brot, Fleisch, Fisch, Milchprodukte) reichlich vor. Wir benötigen diese Makronährstoffe zur Energiegewinnung, ohne die unser Stoffwechsel nicht funktionieren kann. Während die Makronährstoffe in der Regel in nennenswerten Mengen in unseren Lebensmitteln vorkommen und zudem von ihrem Molekülbau her eher zu den „Großen" im Körper und in den Nahrungsmitteln zählen, kommen die Mikronährstoffe, zu denen die Vitamine, Mineralstoffe und Spurenelemente gehören, eher in geringen Konzentrationen in unserer täglichen Kost vor. Zudem handelt es sich hierbei überwiegend um kleine Moleküle, die nicht selten auch ein konstruktives Schräubchen im Bauwerk der „Großen" darstellen. Aber was noch viel wichtiger ist: Diese Mikronährstoffe (auch Vitalstoffe genannt) üben eine Vielzahl eigenständiger, für den Körper unverzichtbarer Funktionen aus. Und ohne diese „Winzlinge" läuft im Stoffwechsel rein gar nichts. Keine körpereigene Abwehr, keine Energiegewinnung, keine Blutbildung, keine Entgiftung, keine Nerventätigkeit, keine Enzym- und Hormonsynthesen, um nur einmal einige Funktionen zu nennen, für die wir diese Mikronährstoffe benötigen. Sie können schon hier erkennen, warum die ausreichende Versorgung mit diesen – in relativ

geringen Konzentrationen in unserer Kost vorhandenen – Vitalstoffen nicht ganz einfach und dennoch lebensnotwendig ist. Dagegen sind wir mit den Makronährstoffen in der heutigen Zeit (mit wenigen Ausnahmen wie z.B. bestimmte Fette und Proteinbausteine) eher überversorgt. Diese Problematik zeigt sich einerseits vor allem in der zunehmenden Häufigkeit an übergewichtigen Menschen und einem vielfach bestehenden Mangel an Mikronährstoffen andererseits.

Was uns Ratten voraus haben

Vitamine, Mineralstoffe und Spurenelemente sind also – unverzichtbar – in unserem Körper an einer Vielzahl biologischer Funktionen beteiligt. Gleichzeitig ist unser Organismus nicht in der Lage, diese lebensnotwendigen Stoffe selbst herzustellen. Das war nicht schon immer so. Unsere Vorfahren konnten beispielsweise noch vor Millionen von Jahren selbst in ihrem Organismus Vitamin C herstellen. Im Verlauf der menschlichen Entwicklung verlor der Mensch diese Fähigkeit. Die meisten Säugetiere können aber diesen Vitalstoff noch produzieren. So trifft das beispielsweise auf Ratten zu, die in schmutzbefrachteten Abwässern zahlreichen gesundheitsschädlichen Keimen ausgesetzt sind und dort dennoch wunderbar leben und sich vermehren können. Daher ist die regelmäßige und ausreichende Zufuhr der Mikronährstoffe „von außen“ für unsere Gesundheit sehr wichtig. Über die Ernährung führen viele Menschen diese Mikronährstoffe nicht in der erforderlichen Menge zu. Das bestätigt eine Reihe von Ernährungserhebungen und anderen wissenschaftlichen Untersuchungen. In der Folge können die empfindlichen Stoffwechselgleichgewichte des Körpers aus dem Takt geraten. Nicht immer müssen sich dabei gleich die klassischen Vitaminmangelsymptome zeigen – und genau das ist das „Tückische“ einer unzureichenden Versorgung: Man fühlt sich beispielsweise nicht wohl, ist weniger leistungsfähig, rascher erschöpft, wird leichter krank, ohne dass dies mit einem deutlich zuordenbaren Vitalstoffmangel einhergehen muss. Dennoch läuft auch bei leichten Defiziten der Stoffwechsel nicht mehr „rund“, und es kann zu Nachteilen im Bereich der enzymatischen und hormonellen Umsetzungen kommen.

Tipp:

Vitalstoffe (Mikronährstoffe) sind Substanzen, die unser Körper (bis auf sehr wenige Ausnahmen) nicht selbst herstellen kann. Achten Sie daher auf die regelmäßige und vor allem ausreichende Zufuhr „von außen“.

Möchten Sie pauschal beurteilt werden?

Wir Menschen unterscheiden uns durch unsere Persönlichkeit, unsere Charaktereigenschaften, unsere persönlichen Lebensumstände und Vieles mehr. Auch die Essensvorlieben können höchst unterschiedlich ausfallen. Häufig sind „vitalstoffdichte" Lebensmittel nicht wirklich in unserem Ernährungsfokus, und statt der verschiedensten empfehlenswerten Gemüse- und Obstsorten wird eher die hochkalorische, aber vitalstoffarme Kost mit Nudeln, Weißbrot, Fastfood und anderen Fertig- bzw. Schnellgerichten praktiziert. Neben der Ernährung gibt es aber noch andere – sehr persönliche – Gründe, die einen Mangel an diesen Mikronährstoffen begünstigen können. So kann der Bedarf an Vitalstoffen während des Wachstums und der Entwicklung in der Kindheit und Jugend steiger . Aber auch ältere Menschen benötigen vielfach eine „Extraportion", weil sie beispielsweise chronisch krank sind oder Medikamente einnehmen müssen, welche die Verwertung der Mikronährstoffe aus der Nahrung beeinträchtigen können. Wieder andere treiben viel Sport und gehen gerne in die Sauna. Es gibt Menschen, die haben einen ausgeglichenen Tagesablauf und andere sind permanent im Stress und stehen unter Leistungsdruck. Auch Umweltgifte, UV-Strahlung, Röntgenstrahlen und Ozon können den Bedarf des Körpers an Vitalstoffen, die häufig als Schutzstoffe

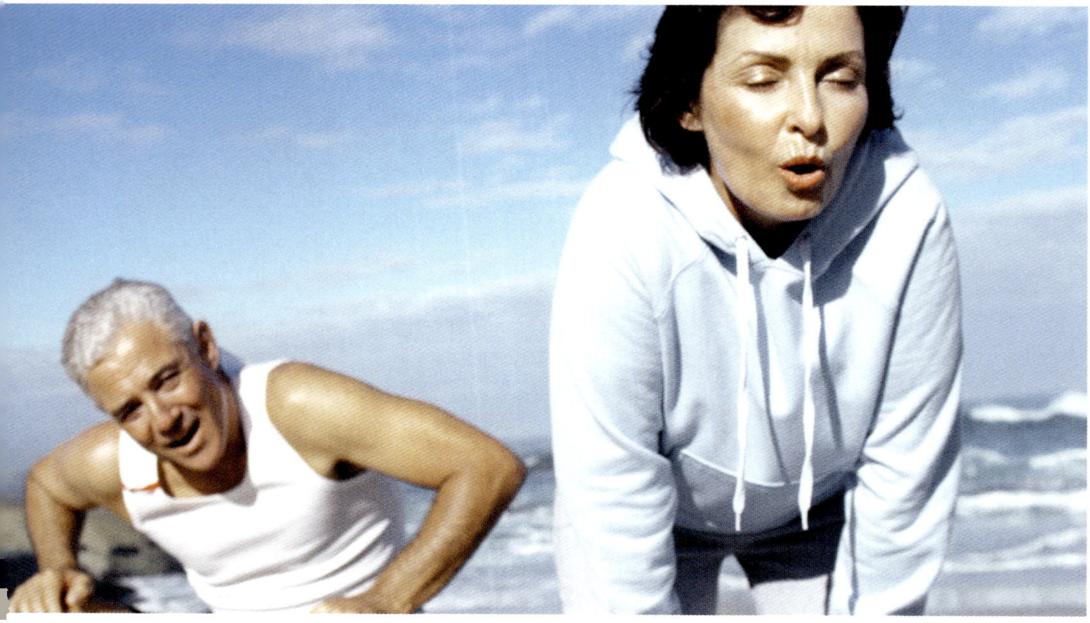

fungieren, in die Höhe treiben. All die genannten Lebenstilfaktoren können sich auf den persönlichen Mikronährstoffbedarf auswirken. Und so gilt es, diese zu berücksichtigen. Genau das ist aber bei den offiziellen Zufuhrempfehlungen für Vitamine, Mineralstoffe und Spurenelemente nicht in diesem Umfang gegeben. Die Empfehlungen (etwa durch die Deutsche oder Österreichische Gesellschaft für Ernährung DGE bzw. ÖGE) berücksichtigen beispielsweise nicht, ob jemand krankheitsbedingt vermehrt Mikronährstoffe benötigt oder ob Arzneimittel angewendet werden oder ob jemand viel negativem Stress und psychischen Belastungen ausgesetzt ist. Daher gibt es im persönlichen Einzelfall häufig erhöhte Bedarfszustände, denen mit den allgemeinen Zufuhrempfehlungen nicht Rechnung getragen wird (siehe Tabelle).

Lebensstilfaktoren, die den Bedarf an Vitalstoffen erhöhen (Beispiele)

- Alkoholkonsum
- Alter
- Chronische und akute Erkrankungen
- Diäten, Fastenkuren
- Medikamenteneinnahme
- Rauchen, sonstige Schadstoffe
- Sauna
- Schwangerschaft, Stillzeit
- Sonnenexposition
- Sport
- Stress, Leistungsdruck
- Wachstum, Entwicklung

Was ist Orthomolekulare Medizin?

Die Orthomolekulare Medizin (= „Vitalstoff-, Mikronährstoffmedizin“) befasst sich mit der Wirkung von Vitaminen, Mineralstoffen, Spurenelementen und anderen Substanzen, die sich in der Vorbeugung, aber auch in der begleitenden Behandlung von Krankheiten günstig auswirken können. Der Begriff „Orthomolekulare Medizin“ (ortho: gut, richtig; molekular: kleinste Bausteine) geht im Wesentlichen auf den amerikanischen Biochemiker und zweifachen Nobelpreisträger Linus Pauling (1901–1994) zurück. Er hat die orthomolekulare Therapie wie folgt definiert: Krankheiten verhüten, bessern oder heilen, indem man die molekulare Konzentration von Stoffen, die normalerweise im Körper vorhanden sind, sinnvoll variiert. Dabei liegen die Dosierungsempfehlungen der orthomolekularen Medizin in der Regel über den offiziellen pauschalen Zufuhrempfehlungen. Das ist nicht verwunderlich, denn bei Letzteren geht es schließlich rein um die Vermeidung eines Vitalstoffmangels, während die Orthomolekulare Medizin die Vorbeugung vor Erkrankungen (Prävention) oder auch eine positive Beeinflussung des Genesungsprozesses bei bestehenden Erkrankungen zum Ziel hat. Mit der üblichen Ernährung ist es bei solchen Bedarfszuständen schwierig, die erforderlichen Vitalstoffmengen über die tägliche Kost aufzunehmen. Daher sind in der Orthomolekularen Medizin Supplemente (Nahrungsergänzungsmittel, er-

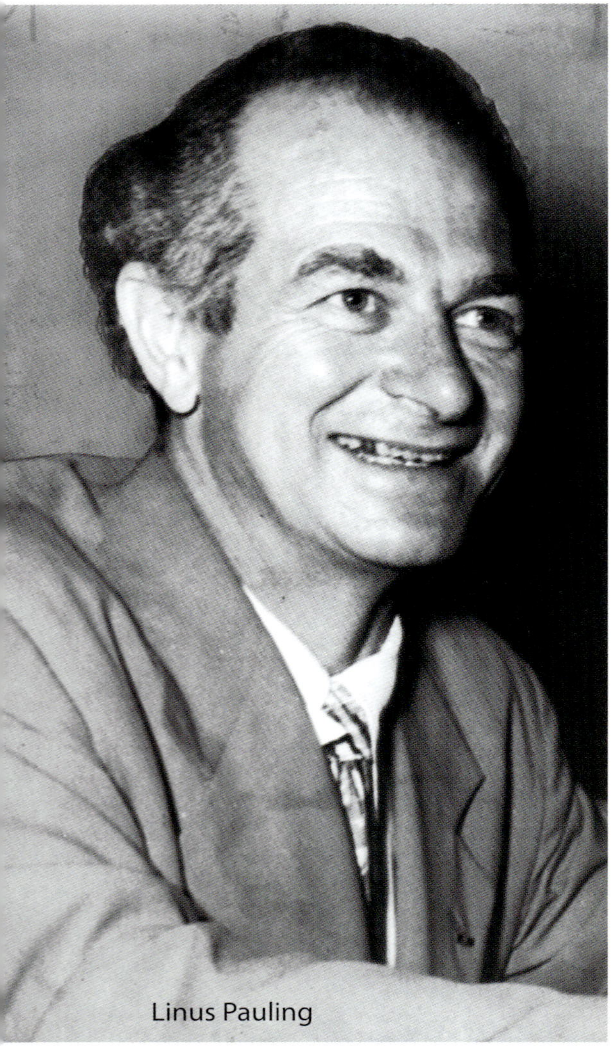

Linus Pauling

gänzende, bilanzierte Diäten) üblich. Die Mikronährstoffmedizin kann ein wichtiges Bindeglied zwischen der Schulmedizin und auch der modernen Ernährungsmedizin sein, wobei der sinnvolle Einsatz von Vitaminen, Mineralien und Spurenelementen auch in der Schulmedizin in der Vergangenheit bei der Vermeidung oder Behebung von Mangelzuständen ebenfalls eine Rolle gespielt hat. So verordnen Ärzte beispielsweise schon immer Jod zur Vorbeugung von Schilddrüsenerkrankungen, Kalzium zur Vorbeugung oder auch Behandlung der Osteoporose und Magnesium zur Vorbeugung oder Therapie von Muskelkrämpfen. Erwähnenswert ist in diesem Zusammenhang die große therapeutische Breite und die allgemein gute Verträglichkeit der orthomolekularen Substanzen. Trotzdem gibt es – vor allem im höheren Dosierungsbereich – einiges zu beachten, was die Betreuung durch medizinisches bzw. pharmazeutisches Fachpersonal ratsam erscheinen lässt.

Substanzen, die bei der Orthomolekularen Medizin eingesetzt werden

- Aminosäuren
- Enzyme
- Fettsäuren
- Knorpelstoffe (für die Gelenke)
- Mineralstoffe
- Pflanzenextrakte mit bioaktiven Pflanzeninhaltsstoffen
- Pro- und Präbiotika
- Spurenelemente
- Vitalpilze
- Vitaminähnliche Stoffe (z.B. Coenzym Q10)
- Vitamine

Vitamine

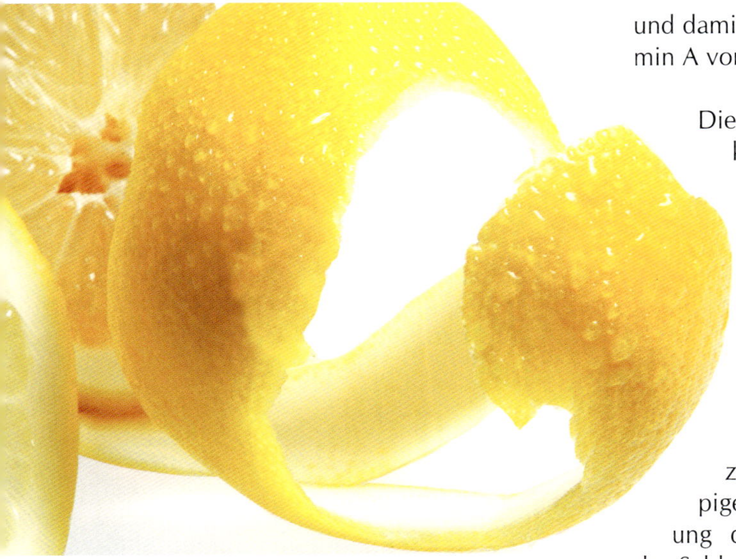

Vitamin A – Schutzpatron der Augen

Bei den Vitaminen unterscheidet man grundsätzlich fettlösliche (Vitamine A, D, E, K) von wasserlöslichen (B-Vitamine, Vitamin C) Vertretern. Vitamin A (auch Retinol genannt) ist als „Augenvitamin" bekannt, weil es für den „Sehpurpur" und damit für den Sehvorgang von Bedeutung ist. Vitamin A ist zudem für die normale Zellteilung und das Wachstum von Gewebe sowie die Knochenentwicklung wichtig, und schließlich schützt das Vitamin auch unsere Schleimhäute (z.B. im Atmungs- und Verdauungstrakt) vor dem Eindringen von Krankheitserregern. Auch für die Entwicklung der Spermien und der Eizellen – und damit für die Fortpflanzung – ist Vitamin A von Bedeutung.

Die Folgen eines Vitamin-A-Mangels können sich z.B. in einer Beeinträchtigung des Sehvermögens (etwa Störung der Hell-Dunkel-Anpassung, Nachtblindheit) sowie in Geruchs- und Geschmacksstörungen äußern. Ebenso stehen Hörstörungen in Verdacht, im einen oder anderen Fall durch einen Vitamin-A-Mangel verursacht zu sein. Auch trockene, schuppige Haut, eine frühzeitige Ergrauung der Haare oder Entzündungen der Schleimhäute im Atemwegstrakt oder der Mundhöhle können die Folgen einer unzureichenden Versorgung sein. Bei Kindern kann ein Vitamin-A-Mangel Wachstums- und Gedeihstörungen verursachen.

Welche Lebensmittel sind reich an Vitamin A?

Vitamin A ist ausschließlich in tierischen Produkten zu finden. Hohe Gehalte weisen beispielsweise Innereien und Eier (Eigelb) auf. Interessant ist, dass sich eine ungenügende Eiweißzufuhr nachteilig auf die Vitamin-A-Versorgung auswirken kann, denn für den Transport von Vitamin A aus dem Speicherorgan Leber wird Eiweiß als „Taxi" benutzt – fehlt das Protein, dann verbleibt das Vitamin A in der Leber und kann vom Körper nicht genutzt werden.

DGE und ÖGE empfehlen für Erwachsene die Zufuhr von 0,8 mg (Frauen) bzw. 1,0 mg/Tag (Männer, altersabhängig) Vitamin A (Retinoläquivalent)/Tag.

Vitalstofftherapeuten (Orthomolekularmediziner) empfehlen die tägliche Zufuhr von deutlich höheren Dosierungen, wobei diese „Hochdosistherapie" zwingend in die Hand des Arztes gehört, da höhere Zufuhrmengen (> 3 mg/Tag) ernstzunehmende toxische Wirkungen (z.B. eine Leberschädigung) entfalten können.

Auswahl an Lebensmitteln, welche die offiziell empfohlene (DGE, ÖGE) tägliche Zufuhrmenge von 0,8 bis 1,0 mg (Tagesempfehlung für Erwachsene) an Vitamin A (Retinol-Äquivalent) enthalten

Lebensmittel	Menge
Leber	10 g
Butter	150 g
Thunfisch	200 g
Mozzarella	300 g
Joghurt	2.900 g
Milch	3 Liter

Achtung Risiko – hier kann sich leicht ein Mangel einstellen

Da Vitamin A auch für das Immunsystem wichtig ist, steigt der Bedarf bei Infektionserkrankungen (z.B. durch Viren bedingt) extrem an und kann zum Leeren der Vitamin-A-Speicher beitragen. Auch Alkohol begünstigt das Aufzehren des körpereigenen Vorrats. Ebenso kann sich bei Fettstoffwechselstörungen ein Defizit an Vitamin A einstellen. Bei Schwangeren, Stillenden, Kindern und Heranwachsenden besteht ebenfalls ein erhöhter Bedarf, da das Vitamin hier für Wachstumszwecke vom Körper benötigt wird. Da das Spurenelement Zink am Transport des Vitamin A aus der Leber und an der Vitamin-A-Verwertung mitbeteiligt ist, kann auch ein Zinkmangel hinter einem Vitamin-A-Defizit stecken.

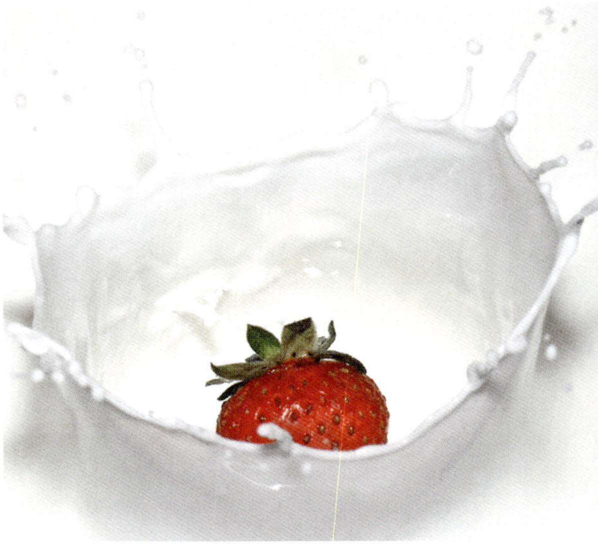

Unter dem Einfluss von Medikamenten (z.B. bestimmte Antibiotika, Cholesterinsenker, „Wassertabletten", Säureblocker, Antibabypille) kann die Verwertung des Vitamins aus der Nahrung eingeschränkt sein und somit einen Mangel hervorrufen.

Risikofaktoren für die Ausbildung eines Mangels an Vitamin A

- Anwendung von bestimmten Medikamenten
- Kinder, Jugendliche
- Ohrenerkrankungen (z.B. Schallleitungsschwerhörigkeit, Tinnitus)
- Schwangerschaft, Stillzeit
- „Sonnenanbeter"
- Unterstützung bei Erkrankungen der Haut und der Schleimhäute (z.B. Psoriasis, Akne, Aphthen)
- Unterstützung des Immunsystems bei viralen Erkrankungen
- Vorbeugung vor Augenerkrankungen

B-Vitamine – „Powerpakete" für die Nerven und das Gehirn

Die Gruppe der B-Vitamine umfasst Vitamin B_1 (Thiamin), Vitamin B_2 (Riboflavin), Vitamin B_6 (Pyridoxin), Vitamin B_{12} (Cobalamin), Folsäure, Biotin, Niacin und die Pantothensäure. Es handelt sich hierbei ausnahmslos um wasserlösliche Vitamine, die im Körper nur begrenzt speicherbar sind. Ohne B-Vitamine läuft im Körper überhaupt nichts. Sie nehmen eine Vielzahl an lebensnotwendigen Aufgaben wahr. So benötigen wir sie für die Gewinnung von Energie aus dem Fett-, Kohlenhydrat- und Proteinstoffwechsel. Sie liefern uns die „Power" für die täglich anstehenden Aufgaben. Sie sind aber auch für das „Nervenkostüm", die geistige Leistungsfähigkeit, den gesunden Schlaf, die Stimmungslage und das Immunsystem unverzichtbar. Schließlich benötigen wir sie u.a. auch für die Blutbildung, den Hormonstoffwechsel und den Abbau des gefäßschädigenden Einweißstoffs „Homocystein". Wir brauchen sie, um mit einer vitalen Haut, gesundem Haar und festen Nägeln zu „glänzen". B-Vitamine „wirken am besten im Konzert". Ein Mangel an einem Vitamin dieser Reihe kann ein Defizit eines anderen B-Vitamins nach sich ziehen. Daher ist es in der Regel sinnvoll, verschiedene B-Vitamine miteinander zu kombinieren.

Ein Defizit an B-Vitaminen kann weitreichende Folgen für unser „Gemüt" haben. Reizbarkeit, Konzentrationsschwäche, Stimmungstiefs, Müdigkeit und Antriebslosigkeit, Schlaflosigkeit, Blutbildveränderungen, Störungen des Fett- und Kohlenhydratstoffwechsels, Lichtempfindlichkeit, Kribbeln an Armen und Beinen, schlechtes Hautbild, dünne, kraftlose Haare – so vielfältig die Aufgaben der B-Vitamine sind, so breit gefächert können auch die Mangelsymptome sein.

Welche Lebensmittel sind reich an B-Vitaminen?

B-Vitamine kommen vor allem in Vollwertgetreide, Fleisch, Innereien, Fisch, Eiern, Nüssen, Hefe und Milchprodukten vor (Beispiel Vitamin B_1). Durch Erhitzung, Licht und Sauerstoffeinfluss können allerdings bis zu 80 % des Gehaltes zerstört werden. Auch lange Lagerzeiten und die Entfernung von Schalen und Randschichten (z.B. Ausmahlen des Getreides) können die Menge und die biologische Aktivität an B-Vitaminen mindern. Auch schwefelhaltige Verbindungen (z.B. Schwefeldioxid, Sulfite), die in der Lebensmittelherstellung häufiger zur Anwendung kommen, können den Vitaminen den Garaus machen.

Auswahl an Lebensmitteln, welche die offiziell empfohlene (DGE, ÖGE) tägliche Zufuhrmenge von 1,0 bis 1,3 mg (Tagesempfehlung für Erwachsene) an Vitamin B_1 enthalten

Lebensmittel	Menge
Weizenkeime	50 g
Sonnenblumenkerne	60 g
Schweinefleisch	120 g
Vollkornbrot (Weizen)	450 g
Fisch (z.B. Scholle)	520 g
Bananen	1,8 kg

Achtung Risiko – hier kann sich leicht ein Mangel einstellen

Genussmittel wie Alkohol, Kaffee oder Tee können die Verwertung von B-Vitaminen nachteilig beeinflussen. Eine vegane Ernährung kann ebenfalls mit einer unzureichenden Versorgung bzw. einem erhöhten Bedarf (vor allem an Vitamin B_{12}) einhergehen. Wer unter Stoffwechselstörungen wie z.B. einem Diabetes mellitus oder einer Fettstoffwechselstörung oder Nierenerkrankungen (vor allem mit Dialyse) leidet, benötigt ebenfalls ein „Mehr" an B-Vitaminen, das durch die Ernährung alleine kaum gedeckt werden kann. Auch Personen mit Hauterkrankungen, Wundheilungsstörungen oder Haarausfall sind mangelgefährdet, denn der Körper benötigt hier für die Zellneubildung größere Mengen an diesen regenerierenden Vitalstoffen. Ein besonders wichtiger Aspekt ist jener der Arzneimittelwechselwirkungen. Sehr viele medikamentöse Wirkstoffe setzen die Verfügbarkeit diverser B-Vitamine herab und begünstigen so einen Mangel. Besonders erwähnenswert sind hier z.B. „Wa-

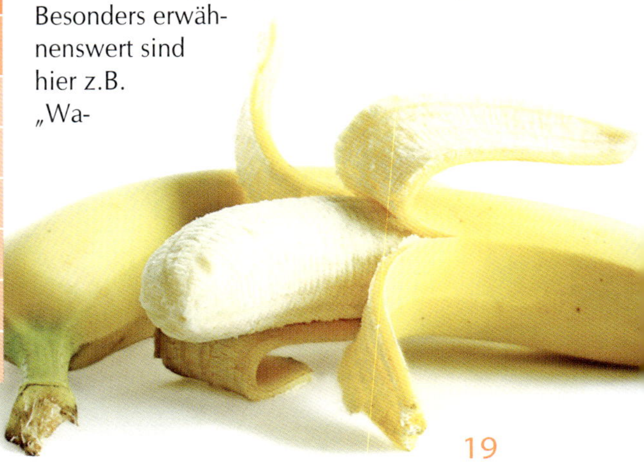

sertabletten", Mittel gegen Depressionen, Epilepsie, die Antibabypille, Parkinson-, Rheuma-, Schmerzmittel, Blutdrucksenker, Säureblocker, Krebsmedikamente, bestimmte Antibiotika – die Liste der Arzneimittel, die den körpereigenen Bestand dezimieren bzw. den Bedarf erhöhen können, ist bei den B-Vitaminen besonders lang.

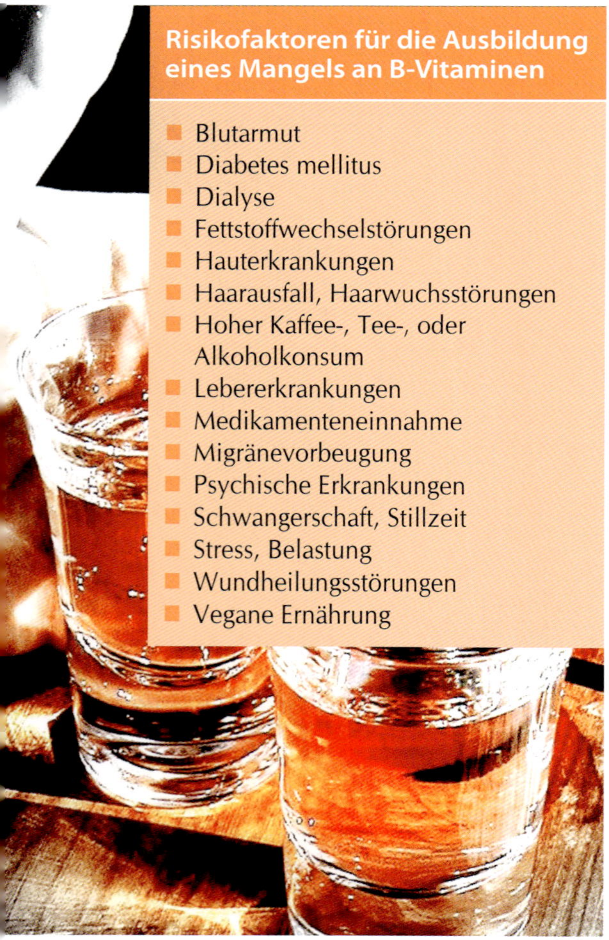

Risikofaktoren für die Ausbildung eines Mangels an B-Vitaminen

- Blutarmut
- Diabetes mellitus
- Dialyse
- Fettstoffwechselstörungen
- Hauterkrankungen
- Haarausfall, Haarwuchsstörungen
- Hoher Kaffee-, Tee-, oder Alkoholkonsum
- Lebererkrankungen
- Medikamenteneinnahme
- Migränevorbeugung
- Psychische Erkrankungen
- Schwangerschaft, Stillzeit
- Stress, Belastung
- Wundheilungsstörungen
- Vegane Ernährung

Vitamin C – „Hansdampf in allen Gassen"

Wenn Sie denken, dass Vitamin C „nur" für das Immunsystem von Bedeutung ist, dann irren Sie sich gewaltig. Dieser Vitalstoff übt eine Fülle von Funktionen im Stoffwechsel aus und ist als „Gesundheitsvitamin" par excellence in der Gesundheitsvorsorge kaum wegzudenken. Vitamin C gilt als effizienter Radikalfänger (Antioxidans) und leistet damit einen wichtigen Beitrag zum Zellschutz. Freie Radikale sind kleine Teilchen, die im Stoffwechsel entstehen und die Zellen schädigen können. Sie stehen in Verdacht, an der Entstehung zahlreicher Erkrankungen (z.B. Herz-Kreislauf-Erkrankungen, Nerven-, Augen-, Gelenkerkrankungen, Krebs) mitbeteiligt zu sein, daher kommt den Antioxidantien bei der Gesundheitsvorsorge eine besonders wichtige Bedeutung zu. Vitamin C ist für die Freisetzung von Serotonin, „Stimmungsaufheller" und Taktgeber für den Schlaf, notwendig und damit für eine ausgeglichene Psyche und einen guten Schlaf unverzichtbar. Auch die Stresshormone können nur vom Körper hergestellt werden, wenn ausreichend Vitamin C vorhanden ist. Weiterhin wirkt dieser Mikronährstoff an der Kollagensynthese (Haut, Gelenke, Blutgefäße) mit. Das „Supervitamin" ist zudem für die Umwandlung von Cholesterin in Gallensäuren wichtig und kann somit einen wertvollen Beitrag zum gesunden Fettstoffwechsel leisten. Auch an der Synthese von L-Carnitin ist Vitamin C mitbeteiligt. Dieser Biostoff fördert die Fettverbrennung und ist für die Gesunderhaltung von Blutgefäßen und Nervenzellen von Bedeutung. Und schließlich stärkt Vitamin C die Abwehrkraft auf vielfache Weise und kann bei Allergien (zusätzlich zu anderen Maßnahmen) hilfreich sein.

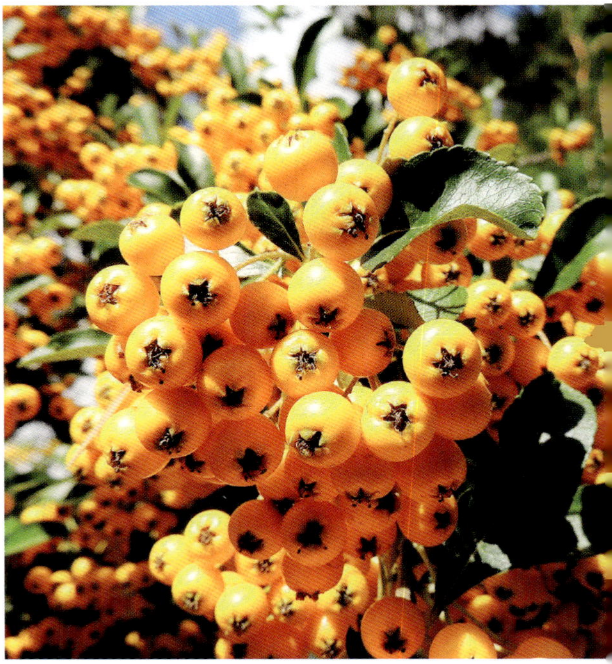

Skorbut – so heißt die typische Vitamin-C-Mangelerkrankung, welche die alten Seefahrer mit Schmerzen in den Gelenken und der Muskulatur, Zahnausfall und schließlich Blutungen an den inneren Organen dahingerafft hat. Obwohl diese Zeiten vorbei sind und man kaum mehr ein solch typisches mangelbedingtes Beschwerdebild antreffen wird, gibt es auch in unseren zivilisierten Breitengraden häufiger eine unzureichende Versorgung an Vitamin C. Diese kann sich beispielsweise durch Zahnfleischbluten, eine schlechte Wundheilung oder auch eine geschwächte körpereigene Abwehr, Müdigkeit und Leistungsschwäche zeigen. Da Vitamin C eine wichtige Rolle bei der Freisetzung von Nervenbotenstoffen ausübt, zeigt sich eine mangelhafte Versorgung häufig im psychischen Bereich: Depressive Verstimmungen, schlechte Laune, Reizbarkeit und Erschöpfung – das können die Folgen einer Unterversorgung sein.

Welche Lebensmittel sind reich an Vitamin C?

Vitamin C kommt in vielen Obst- und Gemüsesorten vor. Die „Hitliste" führen hier spezielle Früchte wie die Acerolakirsche, Hagebutten, Sanddorn und Beerenfrüchte (vor allem Johannisbeeren) an. Bei den Gemüsesorten sind besonders Paprika, Kohl und Brokkoli hervorzuheben. Aber auch hier kommt nicht alles an diesem Vitalstoff auf den Teller, was in den pflanzlichen Lebensmitteln steckt: Hitze, Sauerstoff, Feuchtigkeit, Kälte, Licht und Lagerung mindern den Vitamingehalt. So sind beispielsweise in gelagerten Kartoffeln und Äpfeln im Frühjahr nur noch etwa 20 bis 30 % des ursprünglichen Vitamin-C-Gehaltes vorhanden. Werden die Nahrungsmittel gewässert und erhitzt, sinkt die Konzentration an diesem Vitamin ebenfalls. Werden Früchte tiefgefroren, dann können die Verluste nach wenigen Monaten ebenfalls bei 30 bis 40 % liegen.

In tierischen Lebensmitteln sind die Gehalte an Vitamin C in der Regel deutlich niedriger.

Vitamin C ist ein wasserlösliches Vitamin mit begrenzter Speicherkapazität. Ein Überschuss wird über den Urin ausgeschieden. Die offizielle Zufuhrempfehlung (DGE, ÖGE) liegt für Erwachsene bei 100 mg/Tag. Vitalstoffmediziner (Orthomolekulartherapeuten) empfehlen größere Mengen (1 bis 4 g/Tag).

Auswahl an Lebensmitteln, welche die offiziell empfohlene (DGE, ÖGE) tägliche Zufuhrmenge von 95 mg (Frauen) bis 110 mg (Männer) an Vitamin C enthalten

Lebensmittel	Menge
Acerola	4 g
Hagebutten	10 g
Sanddornbeeren	20 g
Paprika	60 g
Brokkoli	70 g
Fenchel	90 g
Spinat	160 g
Leber (Schwein, Rind)	400 g
Kartoffeln (gekocht)	700 g

Tipp:

Viel hilft nicht immer viel. Es macht wenig Sinn, große Mengen an Vitamin C (im Grammbereich) dem Körper auf einen Schlag anzubieten, denn dann wird ein Großteil mit dem Urin wieder ausgeschieden. Sind größere Zufuhrmengen nötig (fragen Sie hierzu Ihren Therapeuten!), dann ist es besser, die Aufnahme über mehrere Portionen am Tag zu verteilen.

Achtung Risiko – hier kann sich leicht ein Mangel einstellen

Es gibt eine Vielzahl von Ursachen für einen Mangel an Vitamin C. Allen voran muss das Rauchen genannt werden. Die Radikalschleuder „Zigarette“ entzieht dem Körper den kostbaren Schutzstoff in großem Umfang. Raucher haben einen etwa doppelt so hohen Bedarf an Vitamin C wie Nichtraucher. Auch für die Entgiftung von Umweltnoxen, Zahnmetallen und anderen Schadstoffen wird Vitamin C benötigt. Wer häufig unter Anspannung und Stress steht, ist ebenfalls mangelgefährdet. Auch Medikamente wie etwa die Acetylsalicylsäure, Säureblocker für den Magen, Krebsmedikamente, die Antibabypille, bestimmte Antibiotika und Kortison können den Bestand an Vitamin C im Körper senken. Ganz besonders droht ein Defizit an Vitamin C bei Diabetes mellitus, denn bei dieser Erkrankung gehen nennenswerte Mengen an diesem Mikronährstoff über den Urin verloren. Untersuchungen haben gezeigt, dass Diabetiker im Vergleich zu Nichtdiabetikern einen um 30 % verminderten Vitamin-C-Spiegel im Blut aufweisen. Bei Erkältungen und grippalen Infekten schafft der Körper Vitamin C aus dem Blut in die Abwehrzellen, da es dort für die Bekämpfung der Krankheitserreger benötigt und verbraucht wird. Die Begleiterscheinung „Fieber" kostet zusätzlich Vitamin C! Während der Schwangerschaft und der Stillzeit ist der Körper ebenfalls auf eine „Extraportion" Vitamin C angewiesen, da das Vitamin für die Entwicklung des heranwachsenden Kindes benötigt wird und der Vitamin-C-Vorrat der Frau damit schneller zur Neige geht. Interessant ist auch der Hinweis aus Untersuchungen, dass bei Personen mit einer chronischen Magenschleimhautentzündung oder Magenkrebs häufig erniedrigte Vitamin-C-Spiegel im Blut ermittelt werden. Vitamin C spielt zudem eine große Rolle im Bereich der (begleitenden) Krebstherapie, denn bei diesen Patienten kann das Vitamin die Abwehrkräfte positiv beeinflussen, das Allgemeinbefinden und die Lebensqualität verbessern und die Nebenwirkungen von Krebsmedikamenten mindern. Ein erhöhter Bedarf – und damit ein Risiko für die Ausbildung eines Mangels – kann auch bei viral bedingten Erkrankungen (Lippenherpes, Epstein-Barr-Virus u.Ä.) vorliegen.

Risikofaktoren für die Ausbildung eines Mangels an Vitamin C

- Medikamente
- Rauchen
- Schwangerschaft, Stillzeit
- Unterstützung bei Erkrankungen wie z.B. Diabetes mellitus, Magen-Darm-Erkrankungen, Allergien, grippale Infekte, Augenerkrankungen, Herz-Kreislauf-Erkrankungen, Harnwegsinfekte, Herpesinfektionen, Nierenkrankheiten, Krebs, Gelenkerkrankungen, Erkältungen
- Wundheilungsstörungen

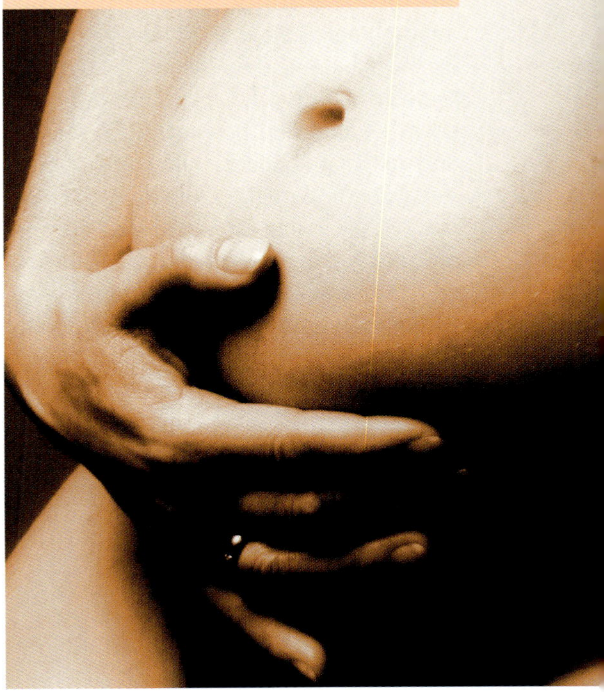

Vitamin D – nicht nur für die Knochen gut

Zu keinem Vitalstoff gab es in jüngster Zeit so viele spektakuläre positive Wirkungsaussagen wie zum Vitamin D – genauer gesagt zum Vitamin D_3, denn grundlegend gibt es verschiedene Vitamin-D-Strukturen und Vorstufen, die in der Leber und Niere zur eigentlich wirksamen aktiven Form (Calcitriol) umgewandelt werden. Diese Vitamin-D-Struktur kann auch aus Vorstufen in der Haut – unter dem Einfluss von Licht und Wärme – gebildet werden. Das aktive Vitamin D_3 ist für die Verwertung von Kalzium und Phosphat und damit die Gesunderhaltung der Knochen und Zahnschmelz von erheblicher Bedeutung. Des Weiteren ist das Vitamin auch an der Mineralisierung und Härtung der Knochen beteiligt und begünstigt die Reifung und Aktivität knochenaufbauender Zellen. Auch für die Erregungsleitung in Nerven- und Muskelzellen ist Vitamin D notwendig und kann sich auf die Muskelmasse und Muskelaktivität positiv auswirken, wodurch beispielsweise das Sturzrisiko für ältere Menschen gesenkt wird. Vitamin D übt einen kontrollierenden Einfluss auf die Zellneubildung der Haut aus und kann der Entwicklung von Hautkrankheiten (z.B. Schuppenflechte) entgegenwirken. Ebenso ist das Vitamin von Einfluss auf das Immunsystem und kann entzündliche Prozesse, die beispielsweise auch bei Allergien eine Rolle spielen können, eindämmen. Auch beim Zuckerstoffwechsel und bei den Schilddrüsenhormonen hat das Vitamin „ein Wörtchen mitzureden". Äußerst interessant sind die neueren Erkenntnisse zur Tumorüberwachung durch Vitamin D und der Hinweis darauf, dass dieser Vitalstoff möglicherweise eine schützende Wirkung in Bezug auf Darm- und Brustkrebs aufweist.

Ein schwerwiegender Mangel kann sich durch Verformungen der Wirbelsäule, der Beine und des Schädels, Muskelschwäche, Krämpfe, Zahnfehlstellungen und Entwicklungsstörungen zeigen. Dieses Krankheitsbild (Rachitis) war viele Jahrzehnte auch unter dem Namen „englische Krankheit" bekannt, denn diese Mangelsymptoma-

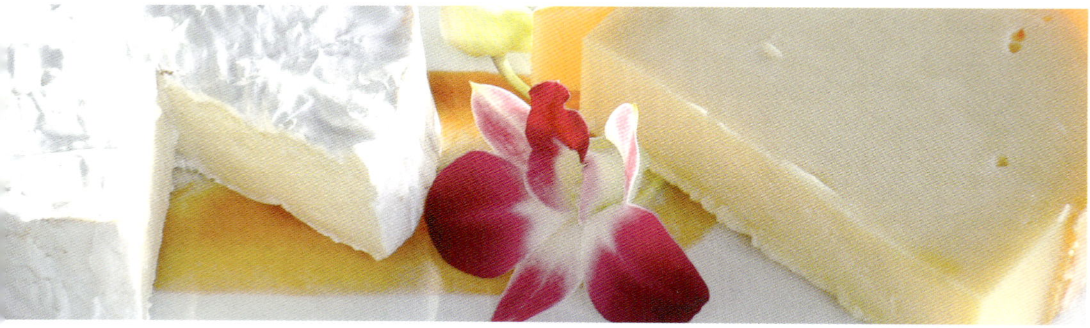

tik war bei Kindern, die während der Industriellen Revolution in den englischen Bergwerken arbeiten mussten und kaum an das Tageslicht kamen, besonders anzutreffen. Bei Erwachsenen kann eine Vitamin-D-Unterversorgung ebenfalls das Risiko für Skelettverformungen und Knochenschwund erhöhen. Ein weniger stark ausgeprägter Mangel an Vitamin D zeigt sich häufig in Form von Reizbarkeit und gesteigerter Nervosität. Auch Erkrankungen wie Herzmuskelschwäche, Bluthochdruck, Stoffwechselkrankheiten (z.B. Diabetes mellitus) und Multiple Sklerose sowie eine vermehrte Infektanfälligkeit und ein erhöhtes Risiko für Krebs werden als Folge eines Vitamin-D-Defizits diskutiert.

Welche Lebensmittel sind reich an Vitamin D?

Vitamin D kommt in Pflanzen als Vitamin D_2 (Ergocalciferiol) und in tierischen Lebensmitteln als Vitamin D_3 (Cholecalciferol) vor, aus denen der Körper mit Hilfe von Leber und Niere die stoffwechselaktive Form des Vitamin D_3 (Calcitriol) herstellt. Es gibt noch eine Reihe weiterer Vorstufen, die im Körper in das aktive Vitamin umgewandelt werden können. Nennenswerte Mengen an Vitamin D findet man z.B. in fetten Fischen, Fleisch und Milchprodukten sowie in Avocado. Bei den Milchprodukten hängt der Gehalt allerdings von der Jahreszeit ab, denn die Eigensynthese der Tiere ist im Sommer, unter dem Einfluss von Sonnenlicht, deutlich höher als im Winter. Grundlegend tragen pflanzliche Lebensmittel nur zu einem geringen Umfang zur Versorgung bei. Für eine gute Verwertung ist etwas Fett nötig, da das Vitamin D zu den fettlöslichen Vitaminen zählt. Die Verluste durch die Nahrungsmittelzubereitung oder durch Lagerung sind eher gering, allerdings ist das Vitamin empfindlich gegen Licht und Sauerstoff.

Die DGE empfiehlt für Erwachsene die tägliche Zufuhr von 5 bis 10 ug Vitamin D. Vitalstoffmediziner (Orthomolekulartherapeuten) empfehlen eine höhere Zufuhr von 1000 bis zu 2000 (3000) µg/Tag.

Auswahl an Lebensmitteln, welche die offiziell empfohlene (DGE, ÖGE) tägliche Zufuhrmenge von 5 bis 10 µg (Tagesempfehlung für Erwachsene) an Vitamin D enthalten

Lebensmittel	Menge
Lebertran	2–4 g
Hering	20–40 g
Lachs	30–60 g
Eier	2–4 Stück
Heilbutt	100–200 g
Avocado	100–200 g
Butter	400–800 g
Käse (Camembert, Gouda)	500–1000 g
Fleisch (Schwein, Huhn)	1000–2000 g

Tipp:

Versuchen Sie, bei gutem und vor allem sonnigem Wetter so oft wie möglich draußen zu sein – nur so unterstützen Sie Ihren Körper bei der Vitamin-D-Produktion durch die Haut. Bei starker UV-Einstrahlung mag ein Hautschutz wichtig sein, aber Kleidung und Sonnencreme behindern leider sehr stark die Herstellung des „Supervitamins". Wählen Sie daher im Sommer vor allem die Morgen- und Abendstunden für Ihren Aufenthalt im Freien.

Achtung Risiko – hier kann sich leicht ein Mangel einstellen

Ausschlaggebend für die Herstellung von Vitamin D in der Haut ist der Anteil an UV-B-Strahlung, der vom Äquator Richtung Norden und Süden zunehmend geringer wird. Insofern spielt natürlich der Breitengrad des Lebensmittelpunktes eine wichtige Rolle für die Vitamin-D-Versorgung. Da allerdings die Fähigkeit der Haut, Vitamin D zu bilden, mit zunehmendem Alter deutlich nachlässt, sind ältere Menschen hinsichtlich einer unzureichenden Versorgung besonders gefährdet. Es liegen zahlreiche Hinweise darauf vor, dass ein Vitamin-D-Mangel bei älteren Menschen – vor allem bei solchen, die bettlägerig sind bzw. in Heimen leben – weit verbreitet ist. Schwierig wird es auch bei Personen, die wenig Fisch und Fleisch essen, denn dann fehlen diese wichtigen Quellen für die Vitamin-D-Versorgung. Liegen Störungen der Fettverdauung, ein Mangel an Gallensäuren oder eine Bauchspeicheldrüsenerkrankung vor, dann ist die Ausnutzung des Vitamin D aus der Nahrung eingeschränkt, wodurch eine Unterversorgung begünstigt wird. Leber- und Nierenerkrankungen können die körpereigene Umwandlung der Vitamin-Vorstufen in das aktive Vitamin D_3 stören und damit den Bedarf erhöhen. Ganz besonders wichtig ist die ausreichende Versorgung mit Vitamin D bei Säuglingen, Kindern und Heranwachsenden, da dieser Mikronährstoff u.a. für das Knochenwachstum erforderlich ist. Neugeborene haben

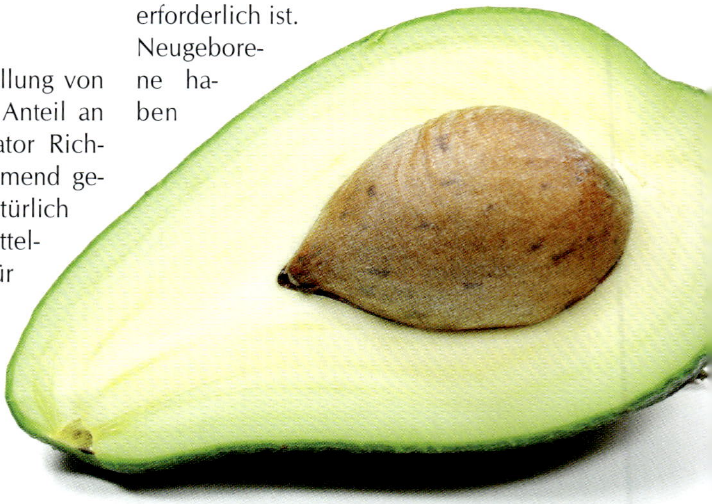

während der ersten 12 Monate einen doppelt so hohen Bedarf an Vitamin D wie Kleinkinder, Jugendliche oder Erwachsene, daher sind Säuglinge ebenfalls von einem Mangel bedroht. Werden Medikamente zur Bindung von Gallensäuren oder Behandlung von Fettstoffwechselstörungen eingenommen, kann es ebenfalls zu einer Unterversorgung kommen. Dies gilt auch für bestimmte Säureblocker, Abführmittel, Medikamente gegen Epilepsie und einige Antibiotika. Ein Mehrbedarf an Vitamin D kann auch bei bestehenden chronischen Erkrankungen (Rheuma, Multiple Sklerose, Depressionen u.Ä.) gegeben sein.

Risikofaktoren für die Ausbildung eines Mangels an Vitamin D

- Ältere Menschen
- Bettlägerige Personen
- Chronisch Kranke
- Leber-, Nierenkranke
- Medikamente
- Personen mit Erkrankungen der Galle, der Bauchspeicheldrüse oder mit Fettstoffwechselstörungen
- Säuglinge, Kleinkinder, Jugendliche
- Unterstützung bei Erkrankungen wie z.B. Krebs, Schmerzzustände, obstruktive Lungenkrankheit, Multiple Sklerose, Rheuma, Schuppenflechte, Osteoporose, Winterdepression
- Vegetarier

Vitamin E – zellschützend und „herzfreundlich“

Vitamin E ist ein wichtiges „Anti-Aging“-Molekül. Es bremst beispielsweise Enzyme aus, die Kollagen abbauen, und trägt damit u.a. zur Erhaltung der Elastizität der Haut bei. Vitamin E wird hauptsächlich im Fettgewebe, den Nebennieren, im Gehirn, in der Leber, in den Blutplättchen und in den Muskeln abgelagert und hält, als Radikalfänger (Antioxidans), sozusagen schützend die Hand über diese Organe. Es entlarvt freie Radikale, die unseren Blutfetten, den Gewebefetten oder dem Muskeleiweiß „an den Kragen“ wollen, und wehrt diese effizient ab. Das Vitamin hat eine ganze Reihe von weiteren positiven Effekten, die dem Herz-Kreislauf-System zugute kommen und uns vor Herzinfarkt und Schlaganfall schützen können. So hält Vitamin E die Gefäße und die darin umherschwimmenden roten Blutkörperchen elastisch, verbessert die Durchblutung und wirkt entzündlichen Prozessen, die maßgeblich an der Entstehung von Herzinfarkt und Schlaganfall beteiligt sind, entgegen. Weiterhin übt auch dieses Vitamin einen positiven Einfluss auf die körpereigene Abwehr aus und wirkt an der Tumorüberwachung mit.

Bei einem Mangel an Vitamin E kann es gehäuft zur Ausbildung sogenannter „Altersflecken“ kommen, die sich als bräunlich gefärbte Gebilde mit unterschiedlicher Größe auf der Haut (und an den inneren Organen) zeigen. Diese sind die

Folge oxidierter Fette und Eiweißbausteine („Oxidationsmüll"). Auch das blutbildende System sowie Herz- und Gefäßfunktion können beeinträchtigt werden. Ebenso können sich Konzentrationsstörungen, Gedächtnisschwächen sowie Gleichgewichtsstörungen und Muskelschmerzen einstellen. Da Vitamin E auch wichtig für die Entwicklung der Geschlechtsorgane und die Fruchtbarkeit ist, kann es bei einem Mangel zu einer Schrumpfung und Schwächung der Geschlechtsorgane und Fruchtbarkeitsstörungen kommen. Eine äußerst schwerwiegende Folge eines Vitamin-E-Mangels tritt hin und wieder bei „Frühchen" mit einem Geburtsgewicht unter 1500 Gramm auf: Bei etwa einem Drittel der betroffenen Frühgeborenen stellt sich eine Augenerkrankung ein, die zur völligen Erblindung führen kann. Mit einer rechtzeitig eingeleiteten Vitamin-E-Therapie kann der Schweregrad der Erkrankung verringert werden.

Welche Lebensmittel sind reich an Vitamin E?

Vitamin E kommt vorzugsweise in pflanzlichen Ölen, Nüssen, in geringerem Umfang auch in bestimmten Gemüsesorten und Fisch vor. Allerdings kann das hitze-, sauerstoff- und lichtempfindliche Vitamin bei der Gewinnung der Öle (Raffination) aus den Pflanzen zerstört werden. Der Verlust an diesem Antioxidans kann in diesen Fällen bis zu 70 % betragen. Wird das Vitamin-E-haltige Pflanzenöl dann in einer klaren Glasflasche aufbewahrt, kann sich der Vitamingehalt (durch den Lichteinfluss) um weitere 60 % dezimieren. Wenn das Öl dann zum Braten oder Backen noch erhitzt wird, kann man davon ausgehen, dass kaum mehr Vitamin E vorhanden ist. Entscheidend ist auch der Anteil an Fettsäuren in den Lebensmitteln, denn je mehr Fett ein Nahrungsmittel enthält, desto größer ist auch die Gefahr einer Schädigung durch freie Radikale, und so steigt auch der Bedarf an Vitamin E zum Schutz vor den aggressiven Angreifern. Daher ist das vorkommende Vitamin E auch immer in Zusammenhang mit den enthaltenen Fettsäuren zu beurteilen. Ein sehr gutes Verhältnis zwischen Vitamin E und den Fetten ist beispielsweise im Weizenkeimöl oder auch in Haselnüssen gegeben.

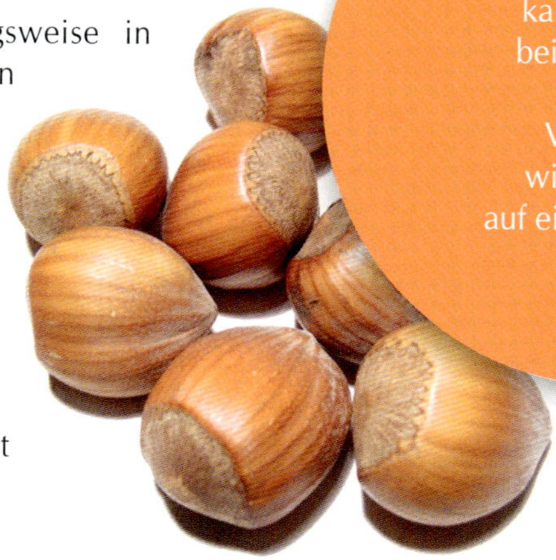

Tipp:

Bevorzugen Sie kaltgepresste Öle, da bei diesem Verfahren das empfindliche Vitamin E geschont wird, und achten Sie auf eine lichtgeschützte Aufbewahrung.

Die DGE empfiehlt für Erwachsene die tägliche Zufuhr von 18 IE (Frauen) Vitamin E pro Tag bzw. 18 bis 22 IE/Tag (Männer, altersabhängig).

Vitalstoffmediziner (Orthomolekulartherapeuten) empfehlen die Zufuhr von 300 bis 600 (1000) IE/Tag.

Auswahl an Lebensmitteln, welche die offiziell empfohlene (DGE, ÖGE) tägliche Zufuhrmenge von 18 bis 22 IE/Tag (Tagesempfehlung für Erwachsene) an Vitamin E enthalten
(TL = Teelöffel, EL = Esslöffel)

Lebensmittel	Menge
Weizenkeimöl	1–1,5 TL
Sonnenblumenöl	5–7 TL
Maiskeimöl	8–10 TL
Haselnüsse	50–70 g
Fisch (z.B. Hering)	80–100 g
Olivenöl	6–7 EL
Fenchel	300–330 g
Weizenkleie	250–280 g
Roggenvollkornbrot	1700–2000 g

Achtung Risiko – hier kann sich leicht ein Mangel einstellen

Einen erhöhten Bedarf an Vitamin E – und damit ein erhöhtes Mangelrisiko – haben beispielsweise Personen, die rauchen oder häufig der Sonne ausgesetzt sind bzw. ins Solarium gehen. Auch eine fettreiche Ernährung, vor allem mit einem vermehrten Genuss an mehrfach ungesättigten Fettsäuren, lässt die Notwendigkeit einer ausreichenden Versorgung ansteigen. Ebenso ist Vitamin E vorbeugend für Herz-, Kreislauf- und/oder Nervenkrankheiten (z.B. Alzheimer-Erkrankung) im Gespräch, was eine vermehrte Zufuhr notwendig macht. Besonders gefährdet sind auch hier wieder die Diabetiker, denn ihr Herz-Kreislauf-Risiko ist zwei- bis dreimal so hoch wie jenes von Stoffwechselgesunden. Unter der Anwendung von Vitamin E bei Diabetikern konnte auch eine Verbesserung der Insulinwirkung und der Nervenreizleitung beobachtet werden. Einen vermehrten Bedarf haben auch Personen mit Magen-, Darm- oder Gallen- und Bauchspeicheldrüsenerkrankungen. Gute Erfolge hat man mit Vitamin E auch bei entzündlichen Gelenkerkrankungen und kann dadurch auch Schmerzmittel einsparen. Auch bei Sport ist das fettlösliche Antioxidans zum Schutz der Muskelzellen nötig. Die Gefahr einer Unterversorgung besteht zudem bei Medikamenten (z.B. Parkinson-Mittel, Krebsmedikamente, Abführmittel und bestimmte cholesterinsenkende Arzneimittel), da diese die Vitamin-E-Versorgung stören können. Interessante Hinweise auf eine augenschützende Wirkung belegen, dass das Risiko für altersbedingte Augenerkrankungen (z.B. altersbedingte Makuladegeneration, Grauer Star) unter der Anwendung von Vitamin E (zusammen mit Vitamin C und Carotinoiden) deutlich (um etwa 50 %) gesenkt werden kann.

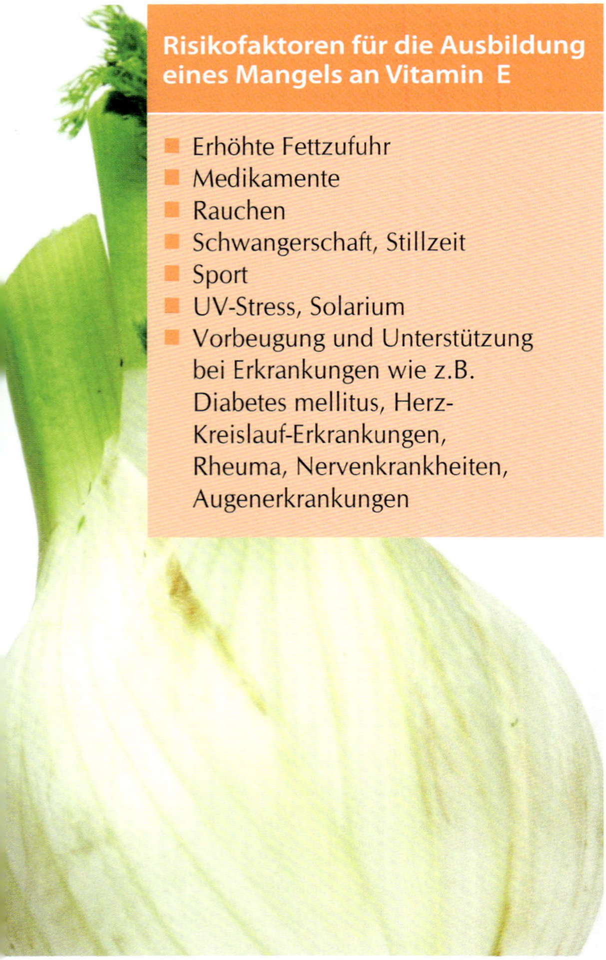

Risikofaktoren für die Ausbildung eines Mangels an Vitamin E

- Erhöhte Fettzufuhr
- Medikamente
- Rauchen
- Schwangerschaft, Stillzeit
- Sport
- UV-Stress, Solarium
- Vorbeugung und Unterstützung bei Erkrankungen wie z.B. Diabetes mellitus, Herz-Kreislauf-Erkrankungen, Rheuma, Nervenkrankheiten, Augenerkrankungen

Vitamin K – unverzichtbarer Blutungsstiller

Vitamin K aktiviert im Körper die Herstellung einer Reihe von Proteinen, wie etwa die Blutgerinnungsfaktoren, ohne die wir bei Verletzungen verbluten würden. Diese Eiweiße sorgen nämlich dafür, dass der Blutstrom in solchen Fällen zum Erliegen kommt. Aber auch Eiweiße, die für einen gesunden Knochenstoffwechsel und die Knochenmineralisation wichtig sind, hängen von der Verfügbarkeit an Vitamin K ab. Schließlich wird das Vitamin K auch für das Wachstum und die Gewebebildung sowie die Gesunderhaltung der Blutgefäße benötigt. Wichtige Eiweißfaktoren, die an Reparaturprozessen in den Blutgefäßen beteiligt sind, scheinen von diesem Mikronährstoff abhängig zu sein. Neuere Untersuchungen weisen darauf hin, dass das Vitamin auch bei der Tumorüberwachung im Körper wichtige Funktionen einnimmt und Enzyme aktiviert, die für die Kontrolle des Zellwachstums nötig sind. Eine unzureichende Versorgung mit Vitamin K kann sich beim Erwachsenen beispielsweise in einem vermehrten Nasenbluten oder Blutungen im Bereich der inneren Organe (etwa im Magen-, Darmbereich, Harnwegstrakt, Muskelgewebe) oder in einer erhöhten Blutungsneigung nach Operationen zeigen. Auch die Knochen können in Mitleidenschaft gezogen werden, und es kann zu Störungen des Knochenaufbaus, zu einem erhöhten Osteoporoserisiko und damit auch zu einer erhöhten Gefahr für Knochenbrüche kommen. Besonders problematisch kann sich ein Mangel bei Neugeborenen mit früh einsetzenden Gehirnblutungen darstellen. Schließlich kann bei einem Vitamin-K-Defizit auch die Gefäßgesunderhaltung beeinträchtigt sein und der Entstehung einer Atherosklerose Vorschub geleistet werden.

Welche Lebensmittel sind reich an Vitamin K?

Auch das Vitamin K kommt in verschiedenen Strukturen vor, so z.B. als Vitamin K_1 in grünen Pflanzen. Auch die Darmbakterien können Vitamin K (Vitamin K_2) bilden, und somit kommt dieses nicht nur im menschlichen Darm, sondern auch in tierischen Lebensmitteln vor. Ob die Mengen, die die Darmbakterien im menschlichen Verdauungstrakt herstellen, ausreichend sind, ist allerdings fraglich. Besonders reich an Vitamin K sind Sauerkraut, Rosenkohl, Spinat und Geflügelfleisch. Obst enthält dagegen nur sehr geringe Mengen an diesem Mikronährstoff. Das fettlösliche Vitamin K erfordert für eine gute Ausnutzung immer auch etwas Nahrungsfett. Im Blut wird der Vitalstoff an Fett gebunden und dann in den Organen (vor allem Leber, Niere, Knochenmark) verteilt. Für eine gute Verwertung sind Gallensäuren und Bauchspeicheldrüsenenzyme notwendig.

Die DGE empfiehlt für Erwachsene die tägliche Zufuhr von 60 µg (Frauen) bzw. 70 bis 80 ug (Männer) Vitamin K/Tag.

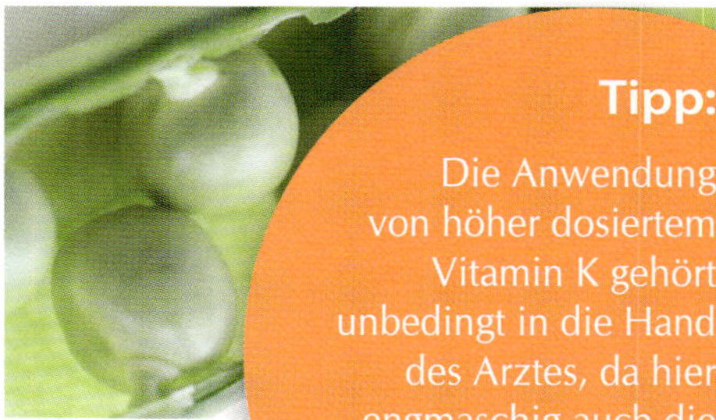

Tipp:

Die Anwendung von höher dosiertem Vitamin K gehört unbedingt in die Hand des Arztes, da hier engmaschig auch die Blutgerinnungswerte überwacht werden sollten.

Vitalstoffmediziner (Orthomolekulartherapeuten) empfehlen die Zufuhr von 100 bis 400 µg/Tag.

Auswahl an Lebensmitteln, welche die offiziell empfohlene (DGE) tägliche Zufuhrmenge von 60 bis 80 µg/Tag (Tagesempfehlung für Erwachsene) an Vitamin K enthalten

Lebensmittel	Menge
Sauerkraut	4–5 g
Huhn	15–20 g
Rosenkohl (Kohlsprossen)	15–20 g
Spinat, Grünkohl	20–30 g
Kopfsalat	30–40 g
Erbsen	60–80 g
Butter	90–120 g
Vollkornweizen	190–250 g
Bananen	650–870 g

Achtung Risiko – wer hinsichtlich eines Mangels besonders gefährdet ist

Da der Transport von Vitamin K über den Mutterkuchen unzureichend ist, zählen Neugeborene und Säuglinge zur Risikogruppe für einen Vitamin-K-Mangel. Untersuchungen zeigen, dass dieser Zustand in den vergangenen Jahren zugenommen hat. Dies wird auf zu langes ausschließliches Stillen (ohne Beikost) zurückgeführt, denn die Muttermilch weist einen niedrigen Wert an Vitamin K auf. Wer häufig Diäten hält und im Speziellen wenig (grünes) Gemüse verzehrt, ist ebenfalls der Gefahr eines Vitamin-K-Defizits ausgesetzt. Personen mit einer geschädigten Darmflora oder chronisch-entzündlichen Darmerkrankungen bzw. Gallen-, Bauchspeicheldrüsen- oder Lebererkrankungen oder Zöliakie sind ebenfalls mangelgefährdet. Da zwischen der Vitamin-K-Versorgung und der Knochendichte ein enger Zusammenhang besteht, ist vor allem auch bei Frauen in den Wechseljahren, die ohnehin ein erhöhtes Risiko für Osteoporose aufweisen, auf eine ausreichende Zufuhr an Vitamin K zu achten. In einer großen amerikanischen Studie mit mehr als 70.000 Frauen konnte gezeigt werden, dass jene, die täglich mindestens 109 μg Vitamin K aufgenommen hatten, ein um etwa 30 % reduziertes Risiko für Knochenbrüche (Hüfte) aufwiesen. Besonders wichtig ist es, auf Wechselwirkungen mit Medikamenten zu achten, die die Verwertung des Vitamins oder auch den Vitamin-K-Stoffwechsel als solchen stören können. Hierzu zählen beispielsweise Abführmittel, Medikamente zum Binden von Gallensäuren, Mittel gegen Epilepsie, blutgerinnungshemmende Medikamente oder auch Antiobiotika (z.B. Tetracycline). Unter der Anwendung von Antibiotika kann zudem die Bildung von Vitamin K durch die Bakterien im Darm stark beeinträchtigt werden.

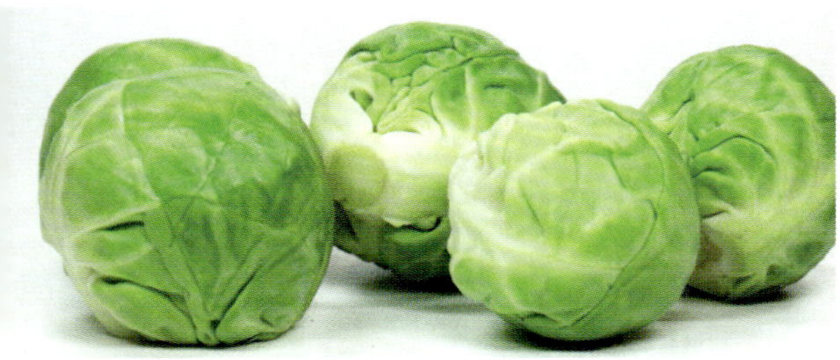

„Personal Coach" – wann und für wen ist eine ausreichende Versorgung mit Vitamin K besonders wichtig?

- Patienten, die Medikamente einnehmen
- Frauen in den Wechseljahren
- Personen, die wenig (grünes) Gemüse essen
- Personen mit folgenden Erkrankungen: chronisch-entzündliche Darmerkrankungen, Gallen-, Bauchspeicheldrüsen-, Lebererkrankungen, Osteoporose
- Neugeborene, Säuglinge

Mineralstoffe

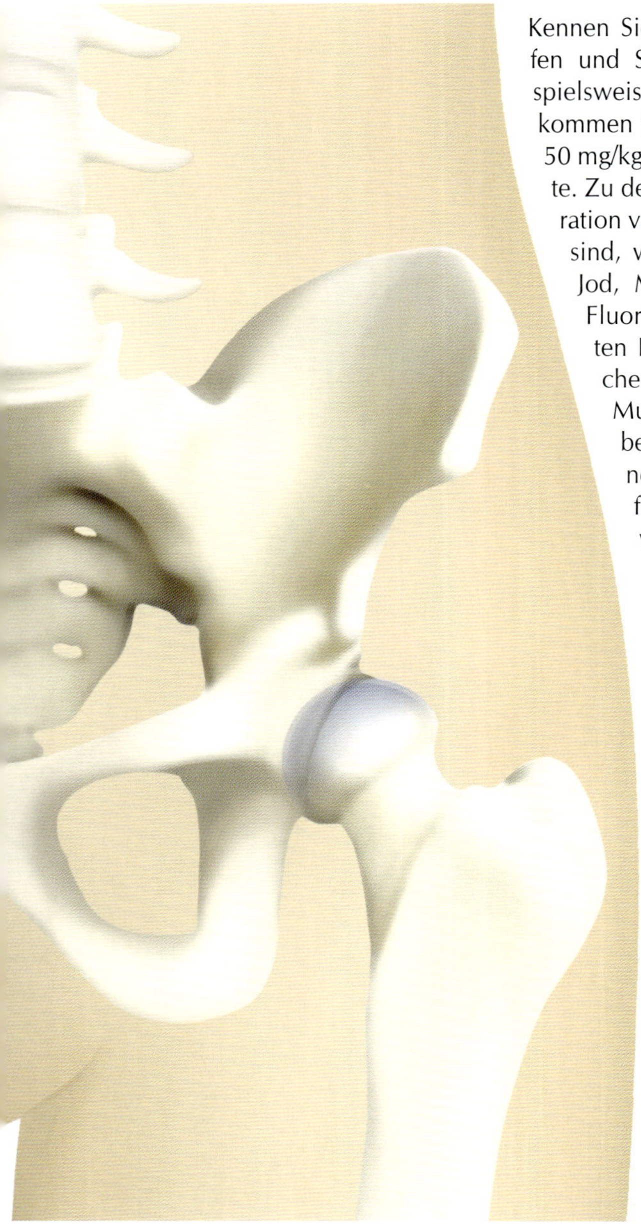

Kennen Sie den Unterschied zwischen Mineralstoffen und Spurenelementen? Mineralstoffe wie beispielsweise Kalzium, Kalium oder auch Magnesium kommen im Körper – mengenmäßig – häufiger (> 50 mg/kg Körpergewicht) vor als die Spurenelemente. Zu den Spurenelementen, die in einer Konzentration von < 50 mg/kg Körpergewicht anzutreffen sind, werden beispielsweise Selen, Zink, Eisen, Jod, Mangan, Kupfer, Chrom, Molybdän und Fluor gerechnet. Allgemein werden die genannten Elemente u.a. als Baustoffe (z.B. für Knochen und Zähne, für die Nervenfunktion und Muskelkontraktion und den Wasserhaushalt) benötigt. Sie sind aber auch Bestandteil einer Vielzahl von Enzymen, dem roten Blutfarbstoff oder bestimmten Hormonen und wirken als „Hilfsstoffe" im gesamten Stoffwechsel mit. Mineralstoffe und Spurenelemente gehören wie die Vitamine zu den Stoffen, die für den Menschen lebensnotwendig sind. Da der Körper diese Stoffe aber nicht selbst herstellen kann, müssen sie mit der Nahrung aufgenommen werden.

Kalzium – nicht nur ein wichtiger Baustoff für die Knochen

Kalzium ist mengenmäßig der wichtigste Mineralstoff im Körper. Wir benötigen Kalzium nicht nur für die Knochen. Der Vitalstoff ist auch für die Kontraktion der Muskeln oder die Reizübertragung im Nervensystem notwendig. Ebenso wird Kalzium für die Ausschüttung von

Insulin über die Bauchspeicheldrüse benötigt. Der Vitalstoff ist an der Blutgerinnung beteiligt und für die Gesunderhaltung der Darmschleimhaut von Bedeutung. Nach neueren Erkenntnissen übt Kalzium hier eine „kontrollierende" Funktion auf die Zellteilungsrate und die Entwicklung der Darmschleimhautzellen aus. Und schließlich ist Kalzium an vielen enzymatischen Reaktionen beteiligt und damit für einen „rund laufenden" Stoffwechsel erforderlich.

Wer zu wenig Kalzium aufnimmt, schadet auf Dauer in erster Linie seinen Knochen. Die Festigkeit nimmt ab und das Frakturrisiko steigt an. Obgleich der „Knochenschwund" (Osteoporose) in erster Linie eine typische Frauenkrankheit ist, sind im höheren Alter auch Männer betroffen. Im 75. Lebensjahr weisen beispielsweise die Hälfte der männlichen Zeitgenossen eine Osteoporose auf. Bei einem Kalziummangel kann es weiterhin zu krampfartigen Zuständen und zu einer Störung der Blutgerinnung kommen. Schließlich kann auch die Funktion des Nervensystems unter einer unzureichenden Versorgung beeinträchtigt sein und es können sich Reizbarkeit und Nervosität einstellen. Interessant sind Daten, die darauf hinweisen, dass beispielsweise auch Personen mit einem Bluthochdruck von Kalziumgaben profitieren können. Der Mineralstoff ergab in diversen Untersuchungen Hinweise auf eine blutdrucksenkende Wirkung. In der Schwangerschaft können „Extraportionen" von Kalzium dem schwangerschaftsbedingten Bluthochdruck entgegenwirken. Auch im Hinblick auf die Vermeidung von Darmkrebs gibt es Positives von diesem Mikronährstoff zu berichten. Kalzium scheint, nach dem derzeitigen Kenntnisstand, das Risiko für diese Erkrankung senken zu können.

Welche Lebensmittel sind reich an Kalzium?

Kalzium ist besonders in Milch und Milchprodukten zu finden. Beim Käse gibt es allerdings, in Abhängigkeit vom Herstellungsverfahren, unterschiedliche Mengenangaben. Hartkäse hat hier „die Nase vorn" und bringt mehr Kalzium auf den Teller als Weichkäse. In pflanzlichen Lebensmitteln sind mittlere Gehalte zu finden, wobei beispielsweise Grünkohl, süße Mandeln und Haselnüsse besonders hervorzuheben sind. Auch in manchen Mineralwässern sind nennenswerte Mengen an diesem Mineralstoff enthalten. Allerdings ist der Gehalt in den einzelnen Lebensmitteln weniger ausschlaggebend als die Verwertbarkeit. Diese wird nämlich durch eine ganze Reihe von Faktoren beeinflusst. So können Begleitstoffe im Vollkornmehl (sogen. Phytate) für eine schlechte Aufnahme des Kalziums aus dem Darm in das Blut sorgen. Wer viel Kaffee trinkt, vermindert durch das Koffein die Kalziumverwertung. Auch bei zu geringer Magensäure, was häufiger im Alter vorkommt, ist die Verfügbarkeit eingeschränkt. Dagegen fördert beispielsweise Vitamin C die Aufnahme des Mineralstoffs.

Die DGE empfiehlt für Erwachsene die tägliche Zufuhr von 1000 mg Kalzium/Tag. In der orthomolekularen Medizin werden 1000 bis 2000 mg/Tag empfohlen.

Auswahl an Lebensmitteln, welche die offiziell empfohlene (DGE, ÖGE) tägliche Zufuhrmenge von 1000 mg/Tag (Tagesempfehlung für Erwachsene) an Calcium enthalten

Lebensmittel	Menge
Parmesan	90 g
Emmentaler	100 g
Camembert	200 g
Joghurt (1,5 %)	1 kg
Milch (3,5 %)	1,2 Liter
Ölsardinen	300 g
Grünkohl	480 g
Haselnüsse	450 g
Mandeln (süß)	400 g
Fenchel	900 g

Achtung Risiko – hier kann sich leicht ein Mangel einstellen

Kalzium ist besonders wichtig für Kinder und Heranwachsende, denn der Mineralstoff wird für den Aufbau der Knochen benötigt – der erhöhte Bedarf wird begleitet vom Risiko der ungenügenden Aufnahme. Mangelgefährdet sind vor allem Personen, die wenig Milch und Milchprodukte konsumieren, denn in diesen Fällen muss die Kalziumversorgung dann über andere Quellen mit geringeren Kalziumkonzentrationen (z.B. Gemüse) erfolgen. Problematisch ist die ausreichende Zufuhr auch bei Personen mit geringer Magensäure oder Vorlieben für eine salzreiche Kost. Ebenso gehören die „Kaffeeanhänger" zur Risikogruppe für eine Unterversorgung. Auch bei bestimmten Erkrankungen (Osteoporose, Nierenkrankheiten, Allergien u.a.) besteht ein vermehrter Kalziumbedarf, der durch die tägliche Kost alleine nicht so ohne weiteres sichergestellt werden kann. Medikamente wie beispielsweise bestimmte Antibiotika, Kortison, Mittel gegen Epilepsie, Säureblocker und Alkohol können die Kalziumaufnahme stören und für ein Defizit verantwortlich sein.

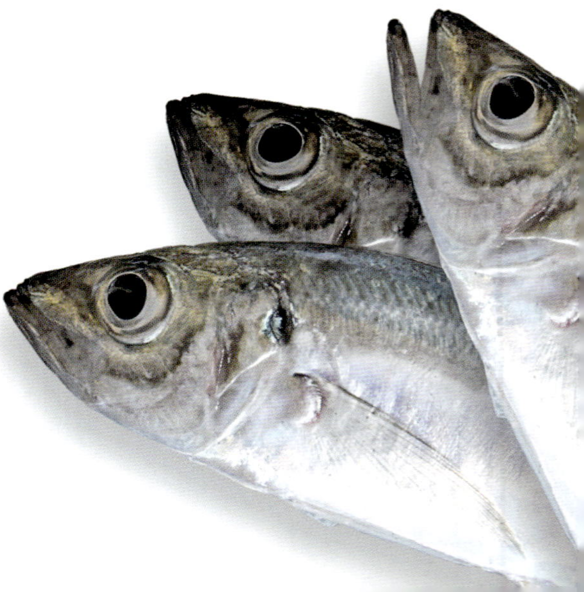

Risikofaktoren für die Ausbildung eines Mangels an Kalzium

- Alkoholkonsum
- Anwendung von Medikamenten
- Besondere Ernährungssituation: Veganer, Laktoseintoleranz, Kuhmilchallergie, phosphatreiche Ernährung (z.B. Colagetränke, Wurstwaren)
- Hoher Salzkonsum
- Osteoporose (Vorbeugung und Behandlung)
- Personen mit Allergien (z.B. „Mallorca-Akne“)
- Personen mit Bluthochdruck
- Personen mit Diabetes mellitus
- Personen mit Nierenerkrankungen
- Personen mit wenig Magensäure
- Übermäßiger Kaffeegenuss
- Vitamin-D-Mangel
- Wachstum, Entwicklung

Magnesium – Herzmineral und „Stressschirmchen“

Magnesium ist ein wahres „Multitalent“ mit zahlreichen Funktionen im körpereigenen Stoffwechsel. Der größte Anteil des Magnesiums (> 50 %) befindet sich in den Knochen, wo der Mineralstoff am Aufbau der Knochensubstanz maßgeblich mitbeteiligt ist. Aber auch in den Muskeln ist reichlich Magnesium gelagert. Dort ist Magnesium an den Muskelbewegungen mitbeteiligt und wirkt hier als Gegenspieler zum Kalzium. Ist das Magnesium nicht in ausreichender Menge vorhanden, dann gelangt zu viel Kalzium in die Muskelzellen und es kommt zu einem Muskelkrampf. Magnesium wirkt diesem Ungleichgewicht entgegen und ökonomisiert den Sauerstoffverbrauch des Herzmuskels. Damit wird Herzrhythmusstörungen entgegengewirkt. Auch im Energiestoffwechsel spielt der Mineralstoff eine erhebliche Rolle. Magnesium optimiert den Kohlenhydratstoffwechsel, wie Untersuchungen mit Sportlern gezeigt haben. Des Weiteren ist der Mineralstoff an der Reizweiterleitung („Nervenkostüm“) beteiligt. Und auch hier kann der Mikronährstoff – vor allem bei zu viel Stress – helfen, denn Magnesium hemmt die Freisetzung der Stresshormone und hält schützend „die Hand“ über das Herz. Typische Magnesiummangelsymptome sind die Muskelkrämpfe (z.B. Wadenkrämpfe). Aber auch Kopfschmerzen, Migräne, Nervosität, Schlafstörungen, geringe Stresstoleranz und Depressionen können sich einstellen, wenn dieser wichtige Mineralstoff fehlt. Und schließlich kann sich ein Defizit auch im Bereich des Herz-Kreislauf-Systems bemerkbar machen: Herzschwäche, Herzrhythmusstörungen und Bluthochdruck können die Folgen sein. Interessant sind Untersuchungsergebnisse, die deutlich machen, dass ein bestehender Magnesiummangel einen Hörsturz oder auch Hörverluste begünstigen kann. Bei Diabetikern steigt unter einer unzureichenden Magnesiumversorgung das Risiko für diabetische Folgeerkrankungen (z.B. Nerven-, Nieren-, Augenschäden). Problematisch ist hier die Tatsache, dass Menschen mit dieser Erkrankung vermehrt Magnesium über den Urin verlieren. Auch im Bereich der Knochengesunderhaltung ist ein Magnesiumdefizit von Nachteil. Sind schwangere Frauen mit dem Mineral unterversorgt, dann steigt das Risiko für eine Fehl- oder Frühgeburt sowie eine vorzeitige Wehentätigkeit an – auch das haben Studien ergeben.

Tipp:

Sie möchten Ihren Magnesiumgehalt im Blut bestimmen lassen? Dann achten Sie darauf, dass eine Vollblutbestimmung durchgeführt wird. Da die roten Blutkörperchen etwa dreimal so viel Magnesium enthalten wie das sie umgebende Plasma, ist die Bestimmung des Gehalts im Serum/Plasma wenig aussagekräftig. Selbst bei „normalem" Serumwert ist daher ein Magnesiummangel nicht auszuschließen.

Welche Lebensmittel sind reich an Magnesium?

Magnesium kommt reichlich in Getreide und Vollwertkost vor. Allerdings ist die Ausnutzung und Aufnahme aus Vollwertprodukten begrenzt, da die ebenfalls in Getreide vorkommenden Ballaststoffe („Phytate") die Verfügbarkeit des Mineralstoffs stark einschränken. Gute Magnesiumlieferanten sind zudem Nüsse, Kakao, Hülsenfrüchte und bestimmte Mineralwässer.

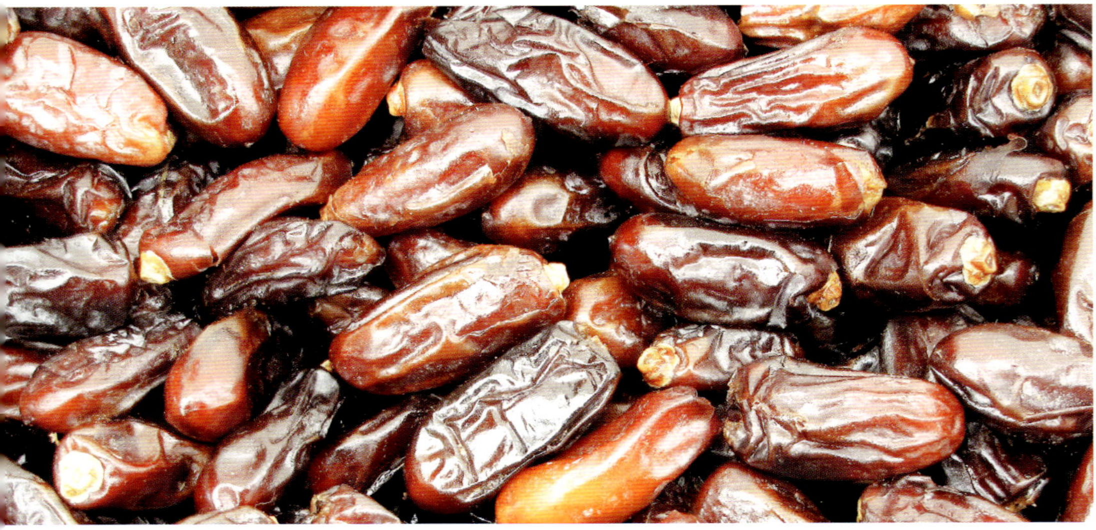

Die DGE empfiehlt für Erwachsene die tägliche Zufuhr von 300 bis 400 mg Magnesium/Tag.

Vitalstoffmediziner (Orthomolekulartherapeuten) empfehlen die Zufuhr von 300 bis 600 (900) mg/Tag.

Auswahl an Lebensmitteln, welche die offiziell empfohlene (DGE) tägliche Zufuhrmenge von 300 mg/Tag (Tagesempfehlung für Erwachsene) an Magnesium enthalten

Lebensmittel	Menge
Weizenkleie	51 g
Kakaopulver	75 g
Cashewnüsse	113 g
Sojabohnen	145 g
Haselnüsse	194 g
Bohnen (weiß)	215 g
Vollkornbrot	333 g
Datteln (getrocknet)	600 g

Achtung Risiko – hier kann sich leicht ein Mangel einstellen

Einen erhöhten Bedarf an Magnesium haben beispielsweise Sportler oder Menschen, die gerne in die Sauna gehen und Magnesium über den Schweiß verlieren. Aber auch Herzkranke und Diabetiker benötigen viel Magnesium. Es gibt Hinweise darauf, dass das Sterberisiko infolge eines Herzinfarktes durch die rechtzeitige Gabe von Magnesium (intravenös) unmittelbar nach diesem Ereignis gesenkt werden kann. Ebenso können sich Magnesiumgaben bei Herzrhythmusstörungen positiv auswirken. Besonders wichtig ist Magnesium auch für Personen mit Migräne und Kopfschmerzen. Untersuchungen haben ergeben, dass das Auftreten der gefürchteten Schmerzattacken unter der Anwendung von Magnesium deutlich gesenkt werden kann. Auch Frauen mit prämenstruellem Syndrom sprechen gut auf den Mineralstoff an – Stimmungsschwankungen, Angstzustände und Kopfschmerzen können sich verbessern. Umgekehrt liegt bei ihnen auch häufig ein Magnesiummangel vor. Interessant sind auch die Hinweise auf einen positiven Einfluss des Minerals bei Tinnitus und Asthma. Die Gefahr eines Magnesiummangels besteht nicht nur bei diesen genannten Erkrankungen, die mit einem erhöhten Bedarf einhergehen, sondern auch bei Perso-

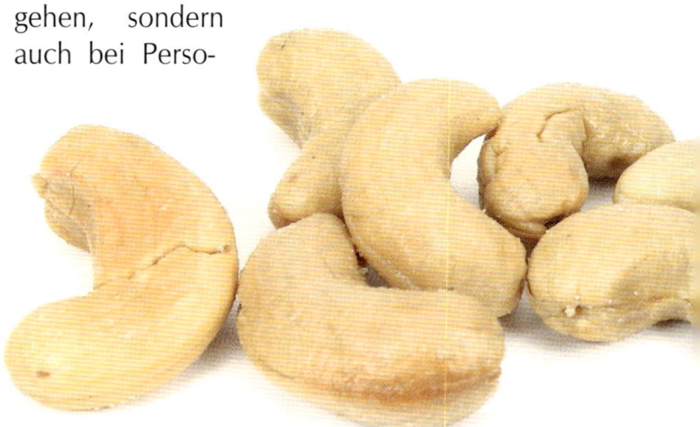

nen, die regelmäßig Alkohol konsumieren, denn in diesen Fällen wird der Mineralstoff vermehrt ausgeschieden. Auch Medikamente wie z.B. Antibiotika, Abführmittel, „Wassertabletten“, die Antibabypille und herzwirksame Arzneimittel (wie Blutdrucksenker – „ACE-Hemmer“ oder Digitalispräparate) üben mit dem mit der Nahrung oder auch mit magnesiumhaltigen Kapseln oder Pillen zugeführten Magnesium eine Wechselwirkung aus und mindern dessen Verwertbarkeit.

Risikofaktoren für die Ausbildung eines Mangels an Magnesium

- Alkoholkonsum
- Einnahme von Medikamenten (vor allem Antibiotika, Abführmittel, Antibabypille, Blutdrucksenker)
- Personen mit folgenden Erkrankungen: Herz-, Kreislauf-, chronisch-entzündliche Darmerkrankungen, Krebs, Diabetes mellitus, prämenstruelles Syndrom, Kopfschmerzen, Migräne, Asthma, Tinnitus, Schilddrüsenüberfunktion
- Schwangerschaft, Stillzeit
- Sport, Saunaanwendungen
- Stress und Leistungsdruck

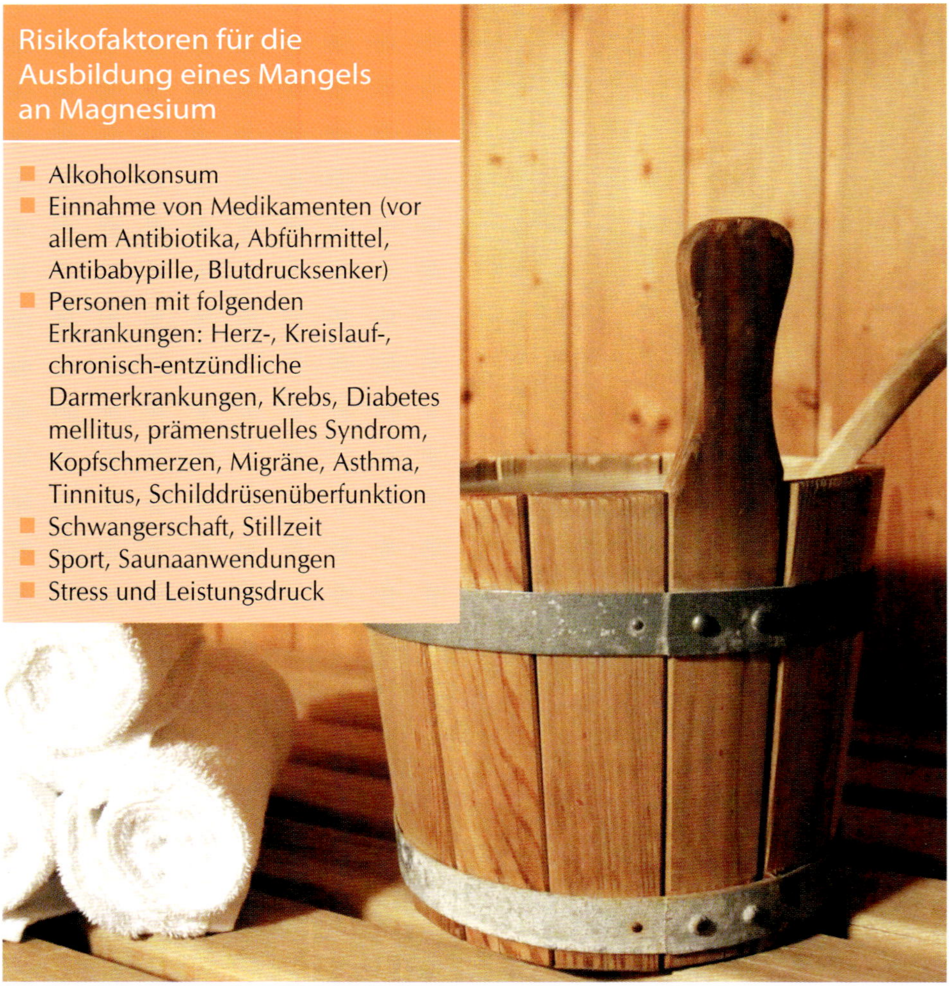

Kalium – Herz-, Nerven- und Muskel„stoff"

Der Mineralstoff ist für die Erregung von Nerven- und Muskelzellen unverzichtbar. Auch für die Herzmuskelfunktion wird Kalium benötigt. Der normale Blutdruck erfordert ebenfalls die ausreichende Bereitstellung dieses Vitalstoffs. Schließlich ist Kalium für den Wasserhaushalt der Zellen und den Säure-Basen-Haushalt des Körpers von Bedeutung. Und der Kohlenhydratstoffwechsel läuft nur dann „auf vollen Touren", wenn regelmäßig und in ausreichender Menge Kalium zugeführt wird. Ein Kaliummangel kann sich u.a. in Muskelschwäche, Müdigkeit, Erschöpfungszuständen, Reizbarkeit und Konzentrationsschwächen äußern. Aber auch die Herzfunktion kann in Mitleidenschaft gezogen werden. So können sich z.B. Herzrhythmusstörungen oder ein erhöhter Blutdruck einstellen. Auch die Glukoseverwertung kann eingeschränkt sein. Und schließlich kann ein Kaliummangel zu einer chronischen Übersäuerung beitragen, die wiederum die Entstehung vieler Zivilisationserkrankungen begünstigt.

Welche Lebensmittel sind reich an Kalium?

Kalium findet man vor allem in Trockenobst (z.B. Aprikosen, Feigen, Datteln, Rosinen). Aber auch Kartoffeln, Vollkornmehl sowie Gemüsesorten wie Fenchel, Grünkohl und Schwarzwurzeln oder Hülsenfrüchte enthalten nennenswerte Mengen an Kalium. Frische Früchte (z.B. Äpfel, Beeren, Kirschen) sind eher arm an Kalium.

Die DGE empfiehlt für Erwachsene die tägliche Zufuhr von 2000 mg Kalium/Tag. Vitalstoffmediziner (Orthomolekulartherapeuten) empfehlen die Zufuhr von bis zu 5 g/Tag.

Auswahl an Lebensmitteln, welche die offiziell empfohlene (DGE, ÖGE) tägliche Zufuhrmenge von 2000 mg/Tag (Tagesempfehlung für Erwachsene) an Kalium enthalten

Lebensmittel	Menge
Trockenobst	150 g
Tomatenmark	200 g
Vollkornmehl	350 g
Kartoffeln	400 g
Spinat	430 g
Äpfel	1 kg

Achtung Risiko – hier kann sich leicht ein Mangel einstellen

Wer stark schwitzt (z.B. Sport, Sauna), der verliert Kalium über den Schweiß und ist mangelgefährdet. Auch hier müssen bestimmte Medikamente (z.B. Blutdrucksenker, Abführmittel, Schmerzmittel) sowie Nierenerkrankungen als Ursache für eine unzureichende Versorgung genannt werden. Zudem kann ein Magnesiummangel ein Kaliumdefizit zur Folge haben, da in diesen Fällen die Kaliumverwertung innerhalb der Zellen beeinträchtigt sein kann.

Risikofaktoren für die Ausbildung eines Mangels an Kalium

- Alkoholabusus
- Arzneimittelanwendung
- Bluthochdruck
- Leistungssport
- Magnesiummangel
- Nierenerkrankungen
- Osteoporose
- Saunaanwendungen
- Starkes Schwitzen

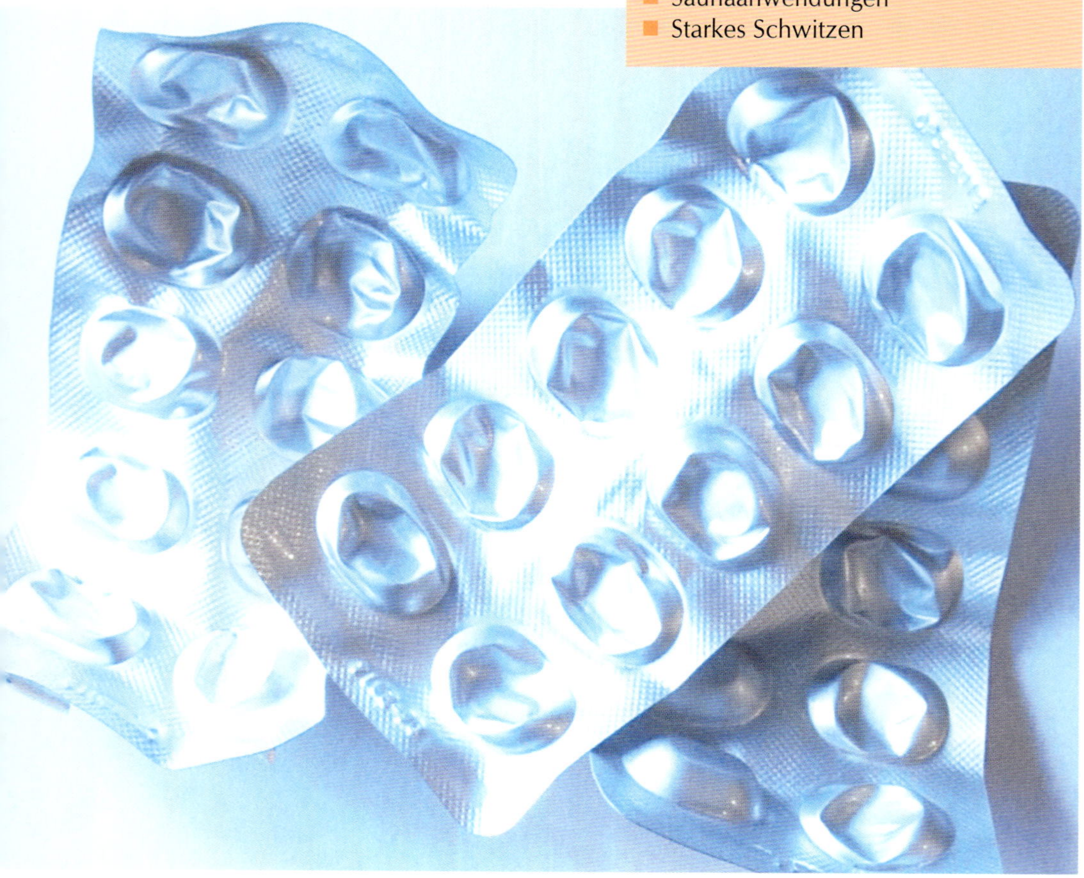

Spurenelemente: kleiner Körperbestand – große Wirkung

Spurenelemente wie z.B. Chrom, Fluor, Kupfer, Mangan, Molybdän, Zink und Selen sind Bestandteil von zahlreichen enzymatischen Reaktionen, ohne die der Körperstoffwechsel nicht funktionieren kann. Sie werden als „Baustoffe“ (z.B. für Zähne und Kochen) benötigt, spielen im Energiestoffwechsel eine wichtige Rolle und sind z.B. für die Blutbildung sowie das Immunsystem und die Entgiftung unverzichtbar. Chrom ist notwendig für einen reibungslosen Kohlenhydratstoffwechsel. Das Spurenelement verbessert die Insulinwirkung und kann auch beim Diabetiker helfen, die diabetische Stoffwechsellage zu optimieren. Auch auf die Blutfettwerte kann sich das Spurenelement Chrom günstig auswirken. Eine Senkung des „schlechten“ Cholesterins (LDL) und ein Anstieg des guten Cholesterins (HDL) ist in Studien beobachtet worden. Eisen ist u.a. für den Sauerstofftransport und die Blutbildung notwendig. Fluor macht Knochen und Zähne hart und wirkt Karies entgegen, was nach den Angaben der Weltgesundheitsorganisation (WHO) zu den häufigsten Infektionskrankheiten zählt. Kupfer ist (neben Eisen) wichtig für die Blutbildung und ist am Aufbau des Bindegewebes beteiligt. Das Spurenelement wird zudem für die Pigmentierung der Haut und der Haare benötigt, und schließlich leistet Kupfer einen wichtigen Beitrag zum Zellschutz. Selen komplettiert schließlich als Bestandteil des Enzyms „Glutathionperoxidase“ den Schutzschirm gegen die „freien Radikale“. Das Spurenelement ist weiterhin wichtig für die Schilddrüsenfunktion und die Bereitstellung von Proteinen, die z.B. bei der Befruchtung beim Menschen oder auch bei der Schwermetallentgiftung eine Rolle spielen. Und schließlich „scheucht“ das Spurenelement Selen die Immunzellen auf und stärkt die körpereigene Abwehr. Auch Zink ist für die Abwehr von erheblicher Bedeutung. Das Spurenelement ist außerdem am Hormonstoffwechsel beteiligt: Wachstums- und Sexualhormone werden durch Zink beeinflusst. Auch Hormone wie das Insulin werden durch Zink aktiviert. Das Spurenelement ist für die Bildung, Speicherung und Freisetzung des Insulins in bzw. aus der Bauchspeicheldrüse unerlässlich und damit für den Kohlenhydratstoffwechsel von Bedeutung. Wenn es an den genannten Spurenelementen fehlt, läuft der Stoffwechsel nicht mehr „rund“ und es kann zu Störungen des Kohlenhydrat- und Fettstoffwechsels kommen. Die Blutbildung und die Immunabwehr können eingeschränkt sein. Schilddrüsenerkrankungen können die Folge eines Mangels an Selen oder Jod sein. Es können sich allgemeine Schwäche, Müdigkeit, Konzentrationsstörungen und Stimmungsschwankungen breit machen. Ebenso kann die Knochen- und Zahngesundheit leiden. Auch Wachstums- und Entwicklungsstörungen können die Folge einer Unterversorgung mit Spurenelementen sein. Schließlich kann es auch zu Fruchtbarkeitsstörungen kommen und der gewünschte Nachwuchs bleibt aus.

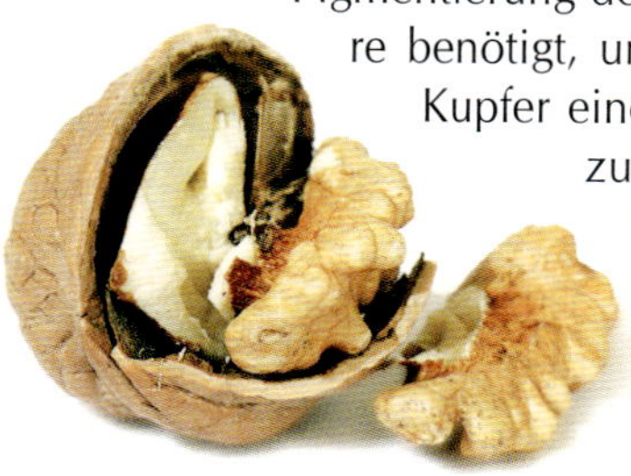

Welche Lebensmittel sind reich an Spurenelementen?

Spurenelemente kommen in tierischen und pflanzlichen Lebensmitteln vor. Allerdings wird ihre Verwertung durch Ballaststoff- und Faserstoffe sowie Phosphate (z.B. in Käse- und Wurstwaren) eingeschränkt. Auch Alkohol, Kaffee und Tee (Eisenverwertung!) können die Spurenelementwerte senken.

Es gelten folgende Bedarfsempfehlungen (DGE) für Erwachsene: Chrom: 30–100 µg/Tag; Fluor (Fluorid): 3,1 (Frauen) bis 3,8 (Männer) mg/Tag; Mangan: 2,0–5,0 mg/Tag; Kupfer: 1,0–1,5 mg/Tag; Molybdän: 50–100 µg/Tag; Selen: 60–70 µg/Tag; Zink: 7,0 mg/Tag (Frauen) bis 10,0 mg/Tag (Männer).

Spurenelementreiche Lebensmittel

Spuren-element	Vorkommen in Lebensmittel	
	Hoher Gehalt	**Mittlerer Gehalt**
Chrom	Weizenkeime, Vollkornbrot, Leber, Melasse	Eigelb, Kakao, Nüsse, Fleisch, Käse
Fluor	Innereien, Hering, Ölsardinen, Walnüsse	Kakaopulver, Trockenfrüchte
Eisen	Innereien, Hülsenfrüchte, Hirse, Sojamehl	Fleisch, Spinat
Mangan	Weizenkeime, Getreide, Tee	Hülsenfrüchte, Petersilie, Gemüse
Kupfer	Innereien, Austern, Miesmuscheln, Hefe	Schokolade, Nüsse, Weizenkleie
Molybdän	Hülsenfrüchte, Innereien, Weizenkeime	Eier, Huhn, Teigwaren, Getreide
Selen	Innereien, Fisch, Weizenkleie, Steinpilze	Fleisch, Getreide, Hülsenfrüchte, Eier
Zink	Austern, Meeresfrüchte, Fleisch, Innereien	Vollwertgetreide, Nüsse

Tipp:

Bei schweren Nierenfunktionsstörungen und Lebererkrankungen ist hinsichtlich der Gabe von Mineralstoffen und Spurenelementen Vorsicht angesagt. In diesen Fällen ist von einer Selbstmedikation dringend abzuraten. Fragen Sie am besten Ihren behandelnden Arzt.

Achtung Risiko – wer hinsichtlich eines Mangels besonders gefährdet ist

Einen erhöhten Bedarf an Spurenelementen haben Personen mit Diabetes mellitus, Osteoporose, rheumatischen Erkrankungen oder chronisch-entzündlichen Darmerkrankungen. Wer viel Sport treibt, körperlich schwer arbeitet oder häufig in die Sauna geht, verliert die Spurenelemente vermehrt über den Schweiß und ist somit ebenfalls mangelgefährdet. Auch Medikamente wie beispielsweise Abführmittel, „Säureblocker“, Rheumamittel, Schmerzmittel (z.B. Acetylsalicylsäure) und die Antibabypille können die Verwertbarkeit der Spurenelemente beeinträchtigen und somit das Risiko für ein Defizit ansteigen lassen. Das Spurenelement Selen spielt in der Krebstherapie eine wichtige Rolle. Krebspatienten haben einen erhöhten Bedarf an Antioxidantien wie z.B. Selen (als Bestandteil des radikalfangenden Enzyms Glutathionperoxidase), Vitamin C und E, da diese bei Tumorerkrankungen häufig durch Krebsmedikamente und Strahlentherapie vermehrt aufgezehrt werden.

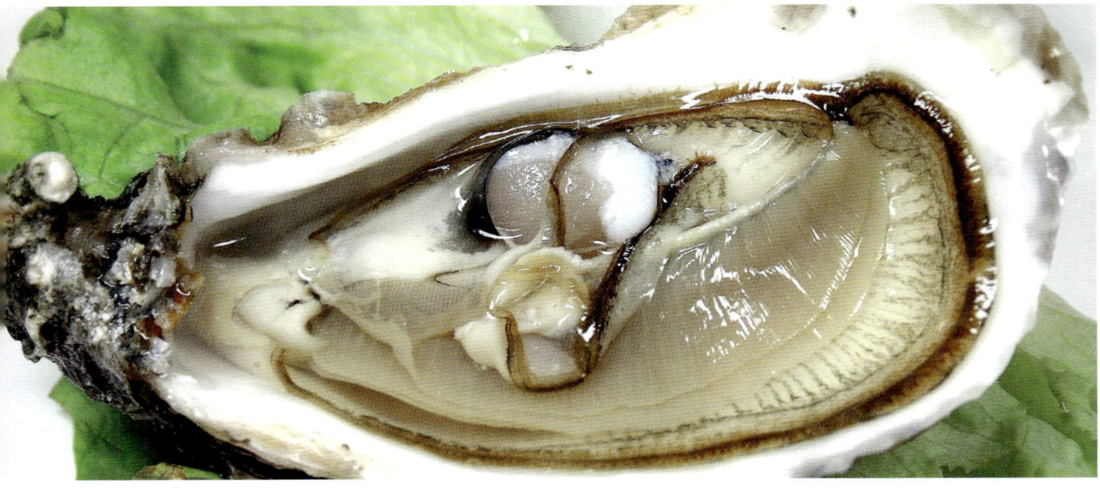

Vitaminoide – keine „echten“ Vitamine und dennoch unverzichtbar

Vitamine sind klassischerweise als Substanzen definiert, die lebensnotwendig sind, aber der Körper selbst nicht herstellen kann. Bei den Vitaminoiden (z.B. Coenzym Q10, L-Carnitin) handelt es sich ebenfalls um unverzichtbare Stoffe, die allerdings vom Organismus selbst produziert werden können. Die körpereigene Herstellung ist wiederum abhängig von bestimmten Faktoren (beispielsweise Alter oder Cofaktoren wie z.B. bestimmte Vitamine oder Eiweißbausteine, individuelle Stoffwechselleistung), und somit sind hier – trotz der Eigenproduktion – Mangelzustände möglich.

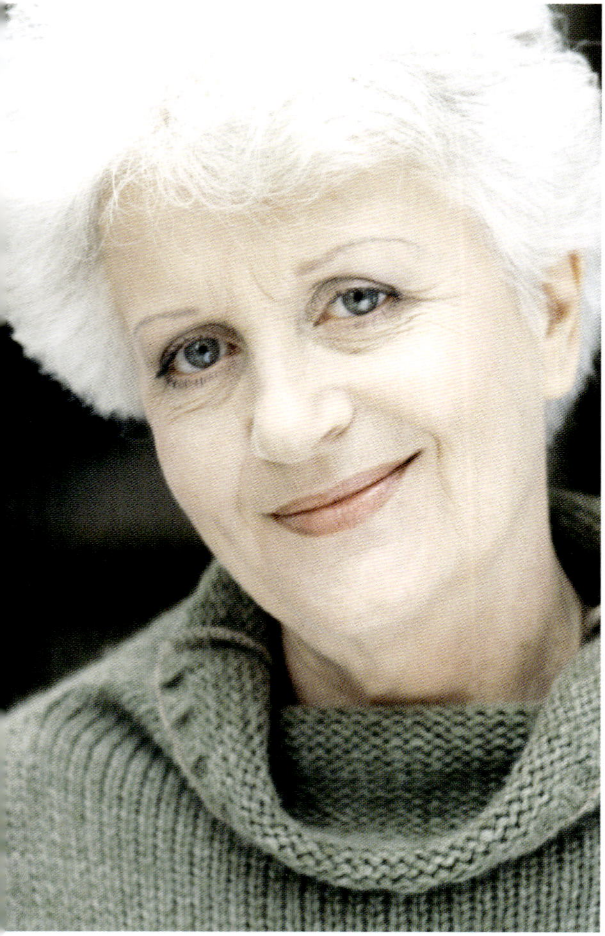

Coenzym Q10 – „Kraftstoff" für Herz, Energie und Leistung

Kennen Sie den „Powerstoff" Coenzym Q10? Diesen benötigen wir für alles, was der Körper zu leisten hat: Bewegung, Verdauung, Entgiftung, geistige Leistung – alle Körperreaktionen erfordern diesen Kraftstoff. Für die Erforschung der Bedeutung von Q10 für den Energiestoffwechsel des Menschen erhielt der Amerikaner Peter Mitchell 1978 den Nobelpreis für Chemie. So bedeutend war diese Entdeckung für die Menschheit. Coenzym Q10 liefert aber nicht nur die nötige Energie, sondern übt eine Reihe weiterer wichtiger Funktionen im Körper aus. So stabilisiert das Vitaminoid beispielsweise unsere Zellhüllen und trägt damit zum geregelten Stoff- und Informationsaustausch zwischen den Zellen bei. Weiterhin ist das fettlösliche Coenzym Q10 ein wichtiger Radikalenfänger (Antioxidans) und wirkt – zusammen mit Vitamin E und Selen – den radikalinduzierten Zellschäden entgegen. Als Antioxidans schützt es auch Fette wie z.B. das Cholesterin vor der Oxidation. Oxidiertes

Cholesterin gilt als Risikofaktor für Herz-Kreislauf-Erkrankungen, und somit trägt Coenzym Q10 zur Gefäßgesunderhaltung bei. Da das Herz, die Leber und die Lunge zu den energiebedürftigsten Organen zählen, sind die Konzentrationen von diesem Energiebooster dort am höchsten. Daher ist klar, dass diese Organe durch eine unzureichende Versorgung auch am ehesten betroffen sind. Ein Mangel an Coenzym Q10 kann eine bestehende Herzerkrankung verschlimmern, da die „Power“ zur Unterstützung der Herzfunktion fehlt. Untersuchungen haben gezeigt, dass das Risiko für einen Herzinfarkt bei älteren Menschen mit niedrigen Coenzym-Q10-Konzentrationen im Herzmuskelgewebe deutlich ansteigt und die Blutspiegel in der Akutphase eines Herzinfarktes zudem deutlich abfallen können. Insgesamt kann sich ein Defizit an diesem lebensnotwendigen „Kraftstoff“ in einer Verringerung der körperlichen und geistigen Leistungsfähigkeit oder durch Antriebslosigkeit („keine Lust zu gar nichts“) oder auch in Form einer Muskelschwäche zeigen.

Welche Lebensmittel sind reich an Coenzym Q10?

Der Körper kann Coenzym Q10 in den verschiedenen Körperorganen (unter der Mitarbeit von Eiweißbausteinen und B-Vitaminen) selbst herstellen. Allerdings nimmt diese Fähigkeit mit zunehmendem Alter ab. So hat ein Vierzigjähriger im Vergleich zu einem Zwanzigjährigen beispielsweise im Herzen nur noch eine Syntheseleistung von etwa 70 %. Ein Siebzigjähriger kann im Herzmuskel nur noch etwa 50 % des Powerstoffs herstellen. Auch in anderen Organen (z.B. in den Nieren) nimmt die Produktion mit zunehmendem Alter deutlich ab. Daraus folgt, dass die Zufuhr „von außen“ etwa ab dem 40. Lebensjahr besonders wichtig ist. Mit Fisch, Fleisch, pflanzlichen Ölen und diversen Gemüsesorten kann man den Bestand an Coenzym Q10 etwas „aufpeppen“. Man geht davon aus, dass über die Nahrung täglich etwa 3–10 mg Coenzym Q10 aufgenommen werden. Da das Vitaminoid fettlöslich ist, wird die Aufnahme durch die gleichzeitige Zufuhr an Fett verbessert.

Seitens der DGE gibt es keine Angaben zum Bedarf. Vitalstofftherapeuten (Orthomolekularmediziner) empfehlen die tägliche Zufuhr von 30 bis 60 mg Coenzym Q10/Tag.

Auswahl an Lebensmitteln, welche etwa 30 mg Coenzym Q10 enthalten

Lebensmittel	Menge
Sardinen	500 g
Fleisch (Schwein, Rind)	1 kg
Geflügel	1,7 kg
Brokkoli	4,5 kg
Sonnenblumenöl	> 5 Liter

Achtung Risiko – wer hinsichtlich eines Mangels besonders gefährdet ist

Da die körpereigene Fähigkeit, Coenzym Q10 zu produzieren, mit zunehmendem Alter deutlich nachlässt, gehören ältere Menschen zur Risikogruppe für eine Mangelversorgung. Ein erhöhter Bedarf an Coenzym Q10 – und damit das Risiko für eine Unterversorgung – ist beispielsweise bei sportlichen Aktivitäten und/oder Leistungsdruck, Stress und Rauchen gegeben, da der Mensch hier besonders viel „Power" benötigt. Auch bei einer Reihe von Erkrankungen ist auf die ausreichende Zufuhr an diesem Vitaminoid zu achten. Dazu zählen beispielsweise Nierenerkrankungen (Dialyse), Diabetes mellitus, Krebs oder auch Nervenkrankheiten wie Morbus Alzheimer. Auch bei folgenden Erkrankungen hat man erniedrigte Blutspiegel beobachtet: Lungenerkrankungen (COPD), Fibromyalgie und Migräne. Offensichtlich liegt bei diesen Erkrankungen u.a. auch eine Störung des Energiestoffwechsels vor, der durch eine „Extraportion" Coenzym Q10 entgegengewirkt werden kann. Unter der Anwendung von Coenzym Q10 gelang es beispielsweise in einer Studie mit Migränepatienten, die Anfallshäufigkeit zu halbieren! Interessante Untersuchungen gibt es auch für die vorbeugende Anwendung des Coenzyms Q10 bei anstehenden Herzoperationen (z.B. Bypass), die auf eine bessere Erholung des Herzmuskels schließen lassen. Besonders wichtig ist die ausreichende Versorgung auch für Krebspatienten, denn die in diesen Fällen verabfolgten Medikamente und auch die Bestrahlung zehren den Vorrat an Coenzym Q10 auf. Bei Personen mit einer Krebserkrankung hat man häufig erniedrigte Coenzym-Q10-Spiegel im Blut gemessen. Und auch in Bezug auf das „Erschöpfungssyndrom", welches sich im Zuge der belastenden Therapien bei den Betroffenen einstellen kann, können Coenzym-Q10-Gaben zur Verbesserung der Lebensqualität hilfreich sein – so das Ergebnis verschiedener Untersuchungen. Und schließlich leistet Coenzym Q10 einen Beitrag zur Steigerung der Abwehrkräfte. Besonders wichtig ist die Zufuhr an Coenzym Q10 für Personen mit Fettstoffwechselstörungen bzw. einem erhöhten Cholesterinspiegel, die cholesterinsenkende Medikamente (Statine) einnehmen. Bei ihnen wird unter der Anwendung des Arzneimittels gleichzeitig ein notwendiger Ausgangsstoff für die körpereigene Coenzym-Q10-Sythese blo-

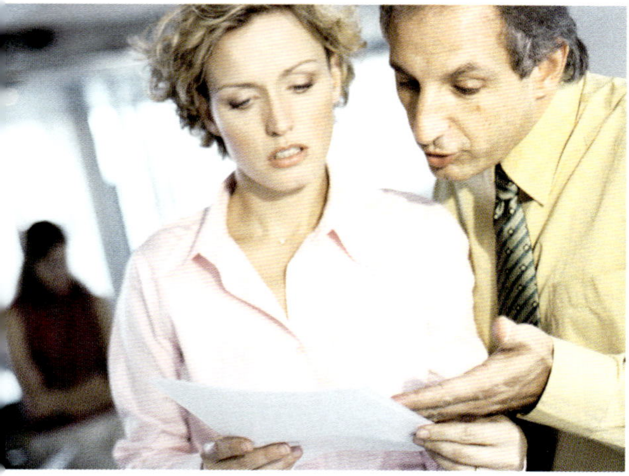

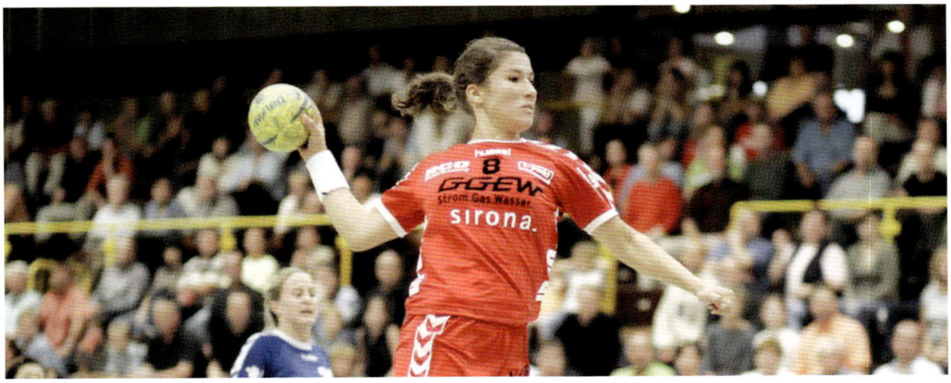

ckiert. In diesen Fällen kann es zum Untergang von Herzmuskelzellen kommen, da der nötige Treibstoff ausbleibt. Auch bei entzündlichen Prozessen im Mund (Parodontitis), die z.B. mit Zahnfleischbluten einhergehen, hat man gute Erfahrungen mit Coenzym Q10 gemacht.

Risikofaktoren für die Ausbildung eines Mangels an Coenzym Q10

- Alter
- Mangel an B-Vitaminen und Eiweiß
- Medikamente
- Sport
- Rauchen
- Erkrankungen wie z.B. Diabetes mellitus, Krebs, Fibromalgie, Migräne, Lungen-, Herzschwäche, Bluthochdruck, Angina pectoris („Brustenge"), Nierenerkrankungen, Zahnbetterkrankungen (Parodontitis)
- Stress, Leistungsdruck

L-Carnitin – natürlicher Schlankmacher und „Immunbooster"

Haben Sie sich schon einmal erfolglos in Diäten versucht und dabei vielleicht auch noch einen Teil Ihrer Muskeln (z.B. am Oberarm) eingebüßt? Dann sollten Sie sich mit den Funktionen von L-Carnitin vertraut machen, denn dieses Vitaminoid spielt eine Schlüsselrolle im Fettstoffwechsel und kann insofern gewichtsreduzierende Maßnahmen sinnvoll unterstützen. Wenn wir Fett verbrennen wollen, ist dieser Stoffwechseloptimierer unverzichtbar, denn L-Carnitin ist das „Taxi", das die Fettsäuren aus dem Blut in die „Brennöfen" (= Mitochondrien) der Zellen befördert. Dort wird aus diesen Fettsäuren die notwendige Energie für verschiedene Vorgänge im Körper hergestellt. Zudem hat das Biomolekül eine entgiftende Funktion und schleust gleichzeitig mit der Einfuhr wichtiger Fettsäuren schädliche „Fettmonster" aus den Mitochondrien heraus.

Besonders wichtig ist L-Carnitin für Hochleistungsorgane wie das Herz oder die Skelettmuskulatur, aber auch die Leber und das Immunsystem sind auf die ausreichende Bereitstellung von L-Carnitin angewiesen. Das Herz bezieht seine Energie zu etwa 70 bis 80 % aus der Verbrennung von Fettsäuren – ohne L-Carnitin geht den Herzmuskelzellen „das Licht aus". Fehlt L-Carnitin im Körper, so geht es bei der Gewichtsreduktion nicht den Fettpölsterchen, sondern den Kohlenhydratvorräten und dem Muskeleiweiß „an den Kragen". Das Vitaminoid unterstützt somit nicht nur den Fettabbau, sondern optimiert insgesamt den Energiestoffwechsel. L-Carnitin ist aber auch ein effizientes Antioxidans und leistet somit (mit anderen Antioxidantien wie z.B. Coenzym Q10, Vitamin C und E, Selen) einen wertvollen Beitrag zum Zellschutz und zur Vorbeugung vor radikalassoziierten Erkrankungen (z.B. Herz-, Kreislauf-, Nervenkrankheiten, Krebs). Wer mit L-Carnitin unterversorgt ist, hat zu wenig „Power", ist häufiger müde, wenig leistungsfähig und rasch erschöpft. Ein Mangel an L-Carnitin kann aber auch zu einer deutlichen Verschlechterung der Herzleistung führen. Es können sich Herzschwäche und Herzrhythmusstörungen einstellen. Aber auch für die Skelettmuskulatur im Körper fehlt die „Power", was sich in schlaffen Muskeln oder Muskelschmerzen zeigen kann. Ein Defizit kann weiterhin mit (chronischer) Müdigkeit und Schlappheit einhergehen. Auch der Fettstoffwechsel läuft nicht mehr „rund", und zudem können sich Beeinträchtigungen im Kohlenhydratstoffwechsel einstellen, die beispielsweise mit einer zu hohen Insulinausschüttung und einer Unterzuckerung einhergehen können. Ein L-Carnitinmangel kann sich in Fruchtbarkeitsstörungen und bei Kindern und Heranwachsenden in Wachstums- und Gedeihstörungen zeigen. Und schließlich kann auch das Immunsystem unter einem Mangel an L-Carnitin „schlapp machen" und das Infektionsrisiko ansteigen.

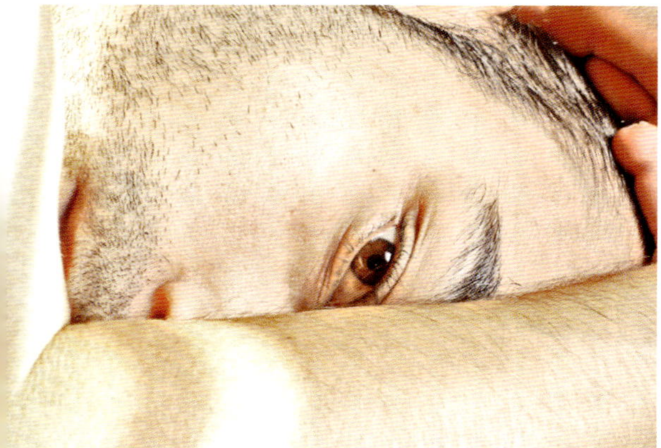

Welche Lebensmittel sind reich an L-Carnitin?

L-Carnitin hat seinen Namen von einem russischen Forscherteam erhalten, welches den Naturstoff im Extrakt aus Muskelfleisch („carnis" lat. Fleisch) fand. Gleichzeitig stellten diese Wissenschaftler fest, dass L-Carnitin für die Funktion der Muskelzellen unverzichtbar ist. Tatsächlich kommt das Vitaminoid vorwiegend in diversen Fleischsorten in größeren Mengen vor. Man schätzt, dass diese Zufuhr über die tägliche Kost den Gesamtbedarf eines Menschen zu etwa 50 % deckt. L-Carnitin kann der Körper (in Niere, Leber und Gehirn) allerdings auch selbst herstellen – wenn er in ausreichendem Maß mit Eiweiß, Vitamin C, Eisen und B-Vitaminen „gefüttert“ wird, denn diese Mikronährstoffe sind an der Herstellung beteiligt. Ist allerdings die Funktion der „Produktionsorte“ (z.B. bei Leber-, Nierenerkrankungen) gestört, dann sieht es mit der körpereigenen Synthese schlecht aus. Umso wichtiger wird dann die Zufuhr von L-Carnitin „von außen“.

Seitens der DGE gibt es keine Angaben zum Bedarf. Vitalstofftherapeuten (Orthomolekularmediziner) empfehlen die tägliche Zufuhr von 500 bis 2000 mg L-Carnitin/Tag.

Auswahl an Lebensmitteln, welche etwa 500 mg L-Carnitin enthalten

Lebensmittel	Menge
Fleisch (Schaf)	240 g
(Lamm)	650 g
(Rind)	720 g
(Schwein)	1,7 kg
Fisch	4–6 kg
Huhn	7 kg

Achtung Risiko – wer hinsichtlich eines Mangels besonders gefährdet ist

Einen besonders hohen Bedarf an L-Carnitin haben schwangere Frauen, denn diese scheiden vermehrt L-Carnitin aus, und das heranwachsende Kind „bedient“ sich auch noch an diesem Vorrat und zieht L-Carnitin

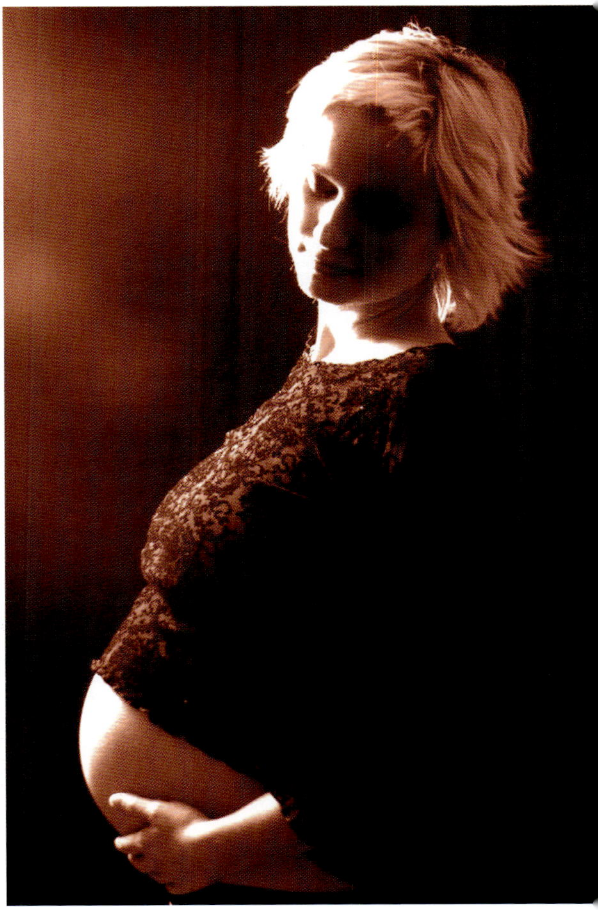

vom Körperbestand der Mutter ab. L-Carnitin ist für das heranwachsende Kind sehr wichtig, da der Mikronährstoff u.a. für die Reifung der Lunge benötigt wird. Auch für Kinder ist eine ausreichende Versorgung mit L-Carnitin wichtig, denn die Fähigkeit, selbst L-Carnitin herzustellen, ist erst etwa ab dem 15. Lebensjahr voll entwickelt. Speziell bei Kindern mit dem Aufmerksamkeitsdefizitsyndrom hat man mit L-Carnitin-Gaben gute Erfahrungen gemacht. Auch Personen, die eine Herzerkrankung aufweisen oder unter Diabetes mellitus leiden, haben einen erhöhten Bedarf an L-Carnitin und können somit leichter in eine Unterversorgung geraten. Diabetiker verlieren L-Carnitin zudem vermehrt über den Urin. In verschiedenen Untersuchungen wurde gezeigt, dass L-Carnitin die Fettverbrennung anregen und (zusammen mit gewichtsreduzierenden Maßnahmen und Bewegung) den Abbau von Depotfett fördern kann. Auch bei Leber- und Nierenerkrankungen (mit Dialyse) ist der Bedarf an diesem Powerstoff erhöht. Sportlich aktive Menschen können ebenfalls von einer „Extraportion" an L-Carnitin profitieren. Untersuchungen haben gezeigt, dass unter der Anwendung des Mikronährstoffs die Energieausbeute aus der Fettverbrennung ansteigt, die Ausdauer verbessert wird und die Laktatwerte gesenkt werden. Und schließlich gibt es Hinweise darauf, dass L-Carnitin altersbedingten Schäden an Nervenzellen und der Altersdepression entgegenwirken kann. Mangelgefährdet sind auch Krebspatienten, da die Anwendung von Krebsmedikamenten zu einem Aufzehren der L-Carnitinspeicher beitragen und für die chronische Müdigkeit, die sich häufig im Zuge einer solchen Therapie einstellt, mitverantwortlich sein kann. Zudem ist hier natürlich die immunstimulierende Kraft des L-Carnitins gefragt.

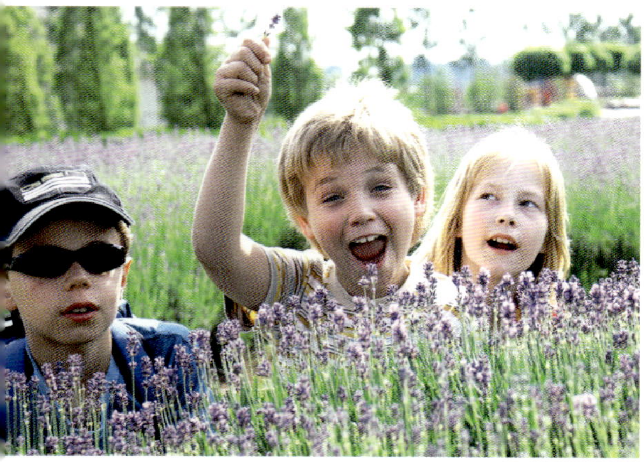

Risikofaktoren für die Ausbildung eines Mangels an Coenzym Q10

- Schwangerschaft, Stillzeit
- Wachstum, Entwicklung
- Kinder mit Hyperaktivität, ADHS
- Alter
- Sport
- Alkoholkonsum
- Zur Unterstützung bei Erkrankungen wie z.B. Herzerkrankungen, Leber-, Nierenkrankheiten, Abwehrschwäche, AIDS, Diabetes mellitus, Krebs
- Medikamente, wie z.B. gegen Krebs

Fette – von „guten" und „schlechten" Vertretern

Fettmonster gegen Schutzfette

Inzwischen hat es sich herumgesprochen: Fett ist nicht gleich Fett! Um das zu veranschaulichen, folgen hier ein paar Beispiele: Schweinshaxen, fette Soßen, Wurst und Mayonnaise sind nicht mit einem fetten Fisch oder pflanzlichen Ölen wie Raps- oder Leinöl zu vergleichen. Wie unterscheiden sich nun die Fette in den genannten Lebensmitteln? Während Schweinshaxen und Co. viele gesättigte Fette enthalten, sind die fettreichen Fische wie Hering, Lachs, Makrele, Thunfisch oder auch die genannten pflanzlichen Öle reich an den sogenannten ungesättigten Fettsäuren. Ein Übermaß an gesättigten Fetten ist von Nachteil für unser Herz-Kreislauf-System, denn diese „Fettmonster" werden u.a. in den Blutgefäßen abgelagert und tragen zur Atherosklerose bei. Sie werden aber auch in Fettdepots am Körper gespeichert und können an der Entstehung von Übergewicht mitbeteiligt sein. Dagegen werden die ungesättigten Fette (besser: Fettsäuren) als „gute" Fette eingestuft. Aus ihnen stellt der Körper eine ganze Reihe von wichtigen Botenstoffen her, die z.B. für die Gefäßgesunderhaltung, das Nervensystem, die Schmerzverarbeitung oder die körpereigene Abwehr von Bedeutung sind. Bei diesen lebensnotwendigen ungesättigten Fettsäuren wird aber noch eine weitere Unterscheidung getroffen, die mit der chemischen Grundstruktur der Fette zu tun hat: Omega-3- und Omega-6-Fettsäuren gehören zur großen Gruppe dieser mehrfach ungesättigten Fettsäuren. Diese unterscheiden sich nicht nur in ihrer Struktur, sondern auch in ihren Funktionen. Aus den Omega-3-Fettsäuren stellt unser Körper spezielle Stoffe her, die u.a. für den normalen Blutdruck, den guten Blutfluss oder auch den gesunden Fettstoffwechsel und die Hemmung von Entzündungen wichtig sind. Die Omega-6-Fettsäuren (z.B. aus Sonnenblumen-, Distelöl) sind ebenfalls lebensnotwendig. Wir brauchen sie z.B. für die Wundheilung und die Gesunderhaltung der Haut. Sie sind auch natürliche Gegenspieler zu den Omega-3-Fettsäuren

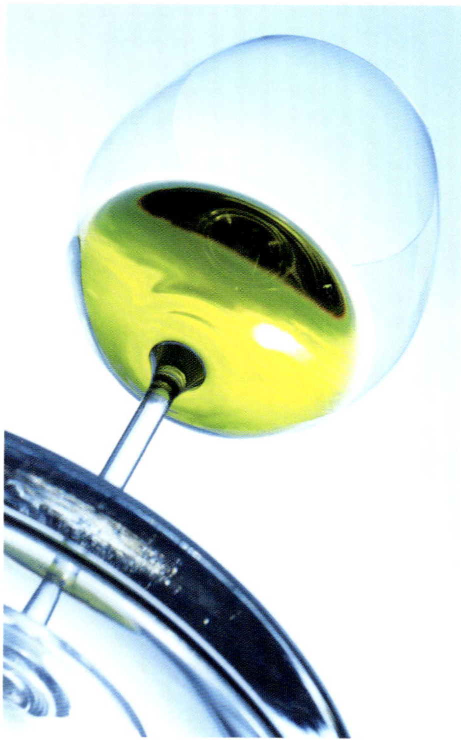

und bremsen deren Wirkeffekte aus. So sind wir grundlegend auf eine ausbalancierte Aufnahme von Omega-3- und Omega-6-Fettsäuren angewiesen.

Schieflage in Sachen „Fettsäuren“

Beide Fettarten sollten sich idealerweise bei der täglichen Aufnahme die Waage halten. Die Realität sieht leider anders aus. Wir nehmen im Durchschnitt 20- bis 25-mal so viele Omega-6- wie Omega-3-Fettsäuren auf. Und damit gerät dieses Verhältnis in eine deutliche „Schieflage“ – mit entsprechenden Nachteilen für unsere Gesundheit. So kann die gefäßverengende, blutdruckerhöhende, entzündungsfördernde und fettstoffwechselstörende Wirkung der Omega-6-Fettsäuren die Oberhand gewinnen, und die ausgleichenden Effekte durch die nicht in ausreichendem Maß aufgenommenen Omega-3-Fettsäuren geraten ins Hintertreffen. Nach Meinung vieler „Fettforscher“ ist die heutzutage vorherrschende übermäßige Zufuhr an Omega-6-Fettsäuren und die unzureichende Zufuhr an den Omega-3-Vetretern an der Entstehung vieler uns plagender Zivilisationserkrankungen wie etwa Herzinfarkt, Schlaganfall, Entzündungen, Autoimmunerkrankungen oder Allergien maßgeblich mitbeteiligt. Auch Entwicklungs-, Wachstums- und Konzentrationsstörungen sowie Hyperaktivität bei Kindern werden mit dieser Dysbalance in Verbindung gebracht. Des Weiteren können sich entzündliche

Die drei Stadien der Gefäßveränderung

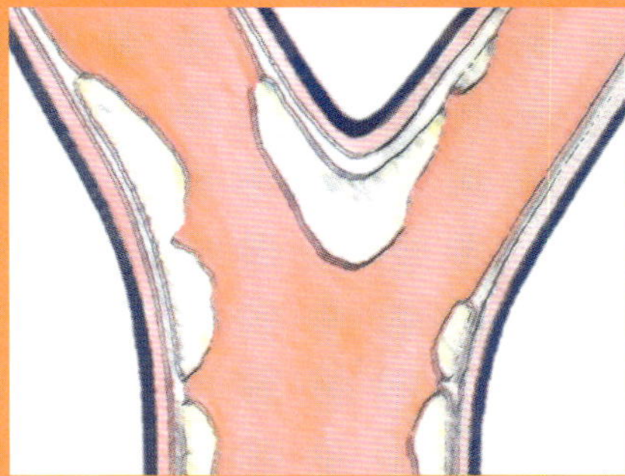

Arteriosklerotische Ablagerungen

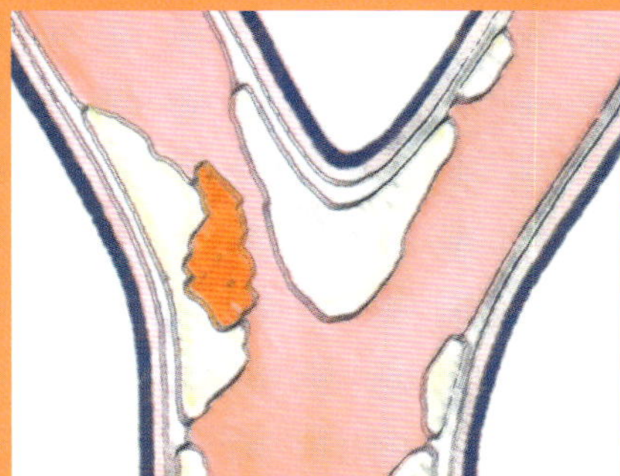

Aufgepfropfte Thrombosenbildung

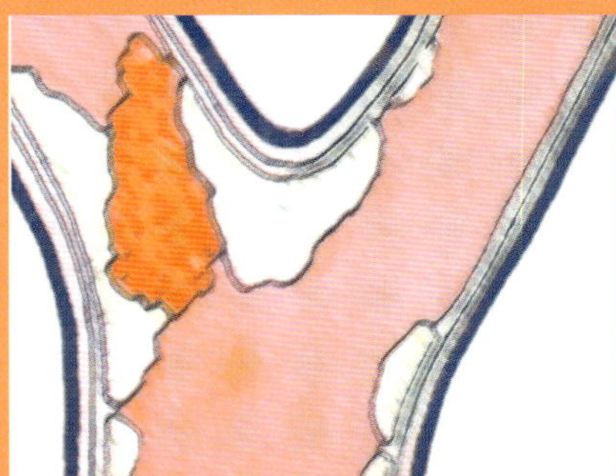

Verschluss durch Thrombose

Veränderungen der Haut, Ekzeme und eine erhöhte Infektanfälligkeit bzw. Neigung zu entzündlichen Erkrankungen einstellen.

Herzensgute und gehirnfreundliche Omega-3-Fettsäuren

Die langkettigen Omega-3-Fettsäuren sind unter dem Namen EPA (= Eicosapentaensäure) und DHA (Docosahexaensäure) bekannt. Und diese Vertreter sind maßgeblich an den positiven Eigenschaften der Omega-3-Fettsäuren beteiligt. So können diese „guten" Fette beispielsweise einem erhöhten Bluthochdruck entgegenwirken, die Durchblutung fördern und damit helfen, die Blutgefäße und das Herz-Kreislauf-System gesund zu erhalten. Zudem haben EPA und DHA einen günstigen Einfluss auf den Fettstoffwechsel und können Herzrhythmusstörungen entgegenwirken. Da man inzwischen weiß, dass bei der Atherosklerose und ihren Folgeerkrankungen (Herzinfarkt, Schlaganfall) entzündliche Prozesse in den Blutgefäßen eine wichtige Rolle spielen, ist auch die Tatsache, dass die „guten" Fette antientzündlich wirken, interessant. Aber dieser Effekt der Fettsäuren ist bei allen entzündlichen Erkrankungen (z.B. Schuppenflechte, Neurodermitis, chronisch-entzündliche Darm-, Gelenkerkrankungen) von Interesse. Des Weiteren sind die wertvollen Fette wichtig für die Entwicklung der geistigen Leistungsfähigkeit und einen gut funktionierenden Hirnstoffwechsel. DHA wird speziell für die Entwicklung der Augennetzhaut und die Sehfunktion der Augen benötigt. Und schließlich sind diese Fettsäuren unverzichtbare Bausteine für unsere Zellhüllen und Ausgangsstoffe für wichtige Gewebshormone (z.B. solche, die bei Entzündungen und Schmerz von Bedeutung sind).

Omega-3-Fettsäuren (EPA, DHA aus Fisch/Fischölen) – Biostoffe mit vielfältigen schützenden Effekten

Herz-Kreislauf-Gesundheit

Abnahme/Senkung von:

- Bluthochdruck
- Entzündungen
- Herzrhythmusstörungen
- „Schlechtem" (LDL)-Cholesterin
- Triglyzeriden
- Verklumpung des Blutes

Verbesserung/Zunahme von:

- Durchblutung
- Fließeigenschaften des Blutes
- „Gutem" (HDL-)Cholesterin

Nervengesundheit

Gehirnstoffwechsel

- Schutz der Nervenzellen
- Beitrag zur Konzentrationsfähigkeit, Intelligenz

Welche Lebensmittel sind reich an Omega-3-Fettsäuren?

Sie kommen in Kaltwasserfischen wie beispielsweise Lachs, Hering, Makrele und Thunfisch vor. Aber auch in Wildfleisch. Dagegen enthält das Fleisch von gezüchteten Rindern und Schweinen wenig von diesen „guten" Fetten. Auch in bestimmten pflanzlichen Ölen wie z.B. in Raps-, Walnuss- oder Leinöl werden die wertvollen Fette aufgespürt. Allerdings muss der menschliche Stoffwechsel die in den Ölen vorkommenden (kurzkettigen) Omega-3-Fettsäuren erst noch in die langkettigen Vertreter umwandeln – nur diese haben die bereits erwähnten positiven Wirkungen. Einfacher geht es da mit den Fischölen, denn dort sind die langkettigen Fettsäuren natürlicherweise vorhanden, ohne dass der Körper hier noch „Arbeit" mit der Herstellung der langkettigen Strukturen hat. Wer sich aber vegetarisch ernähren möchte, der kann auf die genannten Pflanzenöle zurückgreifen.

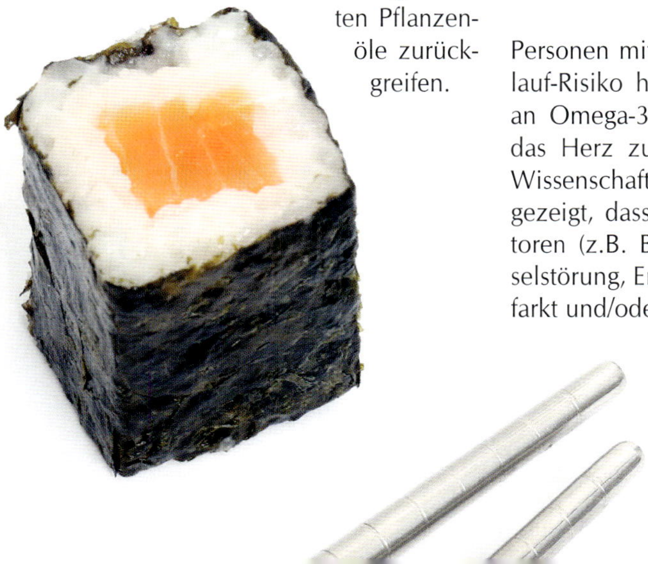

Vitalstoffmediziner (Orthomolekulartherapeuten) empfehlen die Zufuhr von mindestens 0,5 bis 1,0 g EPA/DHA/Tag.

Auswahl an Lebensmitteln, welche die Menge von 1 g Omega-3-Fettsäuren enthalten

Lebensmittel	Menge
Hering	55 g
Thunfisch	65 g
Lachs	70 g
Leinöl	1 g
Rapsöl	6 g

Achtung Risiko – wer hinsichtlich eines Mangels besonders gefährdet ist

Personen mit einem erhöhten Herz-Kreislauf-Risiko haben einen erhöhten Bedarf an Omega-3-Fettsäuren, denn hier sollte das Herz zusätzlich unterstützt werden. Wissenschaftliche Untersuchungen haben gezeigt, dass dadurch mehrere Risikofaktoren (z.B. Bluthochdruck, Fettstoffwechselstörung, Entzündungen) für den Herzinfarkt und/oder den Schlaganfall gemindert bzw. verbessert werden können. Besonders wichtig ist die ausreichende Aufnah-

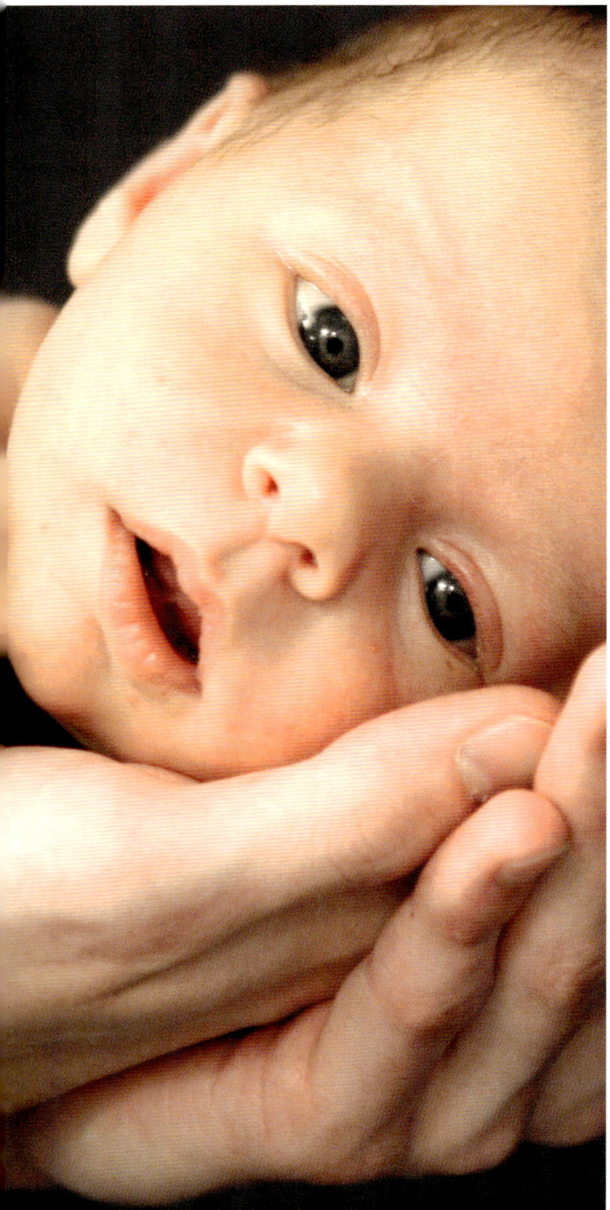

me auch für schwangere Frauen, da die Omega-3-Fettsäurezufuhr offensichtlich auch von Einfluss auf die kindliche Intelligenz sein kann. In einer Untersuchung mit Schwangeren zeigte sich, dass die Kinder von Frauen, die während der Schwangerschaft viel Fisch aßen, eine stärker ausgeprägte Intelligenz und eine bessere Feinmotorik aufwiesen. Für die Entwicklung der geistigen Leistungsfähigkeit und der Intelligenz ist die frühzeitig gute Versorgung (möglichst schon im Mutterleib) mit diesen Fettsäuren von erheblicher Bedeutung. In den letzten drei Schwangerschaftsmonaten steigt der Gehalt an DHA im kindlichen Gehirn um das Drei- bis Fünffache an. Nach der Geburt fällt dieser Spiegel wieder ab und nimmt etwa ab dem dritten Säuglingsmonat erneut zu. Die Versorgung kann während dieser Zeit nur über die Mutter erfolgen, die das DHA während der Schwangerschaft bzw. der Stillzeit an das Kind „abliefert". Unter einem DHA-Mangel kann es zu Komplikationen bei der Geburt und einem geringen Geburtsgewicht kommen. DHA-Mangel-Kinder haben zudem häufiger Wachstumsstörungen, Schlafstörungen, Allergien und Lernschwierigkeiten. Auch Verhaltensauffälligkeiten wie z.B. Hyperaktivität oder das Aufmerksamkeitsdefizitsyndrom werden mit einem Defizit an dieser ausschließlich im Fisch vorkommenden Fettsäure in Verbindung gebracht. So hat man in der Praxis mit der Anwendung der Omega-3-Fettsäuren bei Kindern, die verhaltensauffällig und hyperaktiv waren, gute Ergebnisse erzielt. Schließlich haben auch Personen mit entzündlichen Gelenk-, Haut- oder Darmerkrankungen einen erhöhten Bedarf und sind somit mangelgefährdet. Die Anwendung von Omega-3-Fettsäuren bei solchen Erkrankungen führte in Studien dazu, dass entzündungshemmende Medikamente (z.B. Kortison) eingespart werden konnten.

Risikofaktoren für die Ausbildung eines Mangels an Omega-3-Fettsäuren

- Einseitige Ernährung mit wenig Fischkonsum
- Erhöhtes Herz-Kreislauf-Risiko (z.B. bei Diabetes mellitus)
- Fettstoffwechselstörungen
- Schwangere und stillende Frauen
- Konzentrationsstörungen, Hyperaktivität
- Stimmungsschwankungen, Depressionen
- Entzündliche Haut-, Darm-, Gelenkerkrankungen

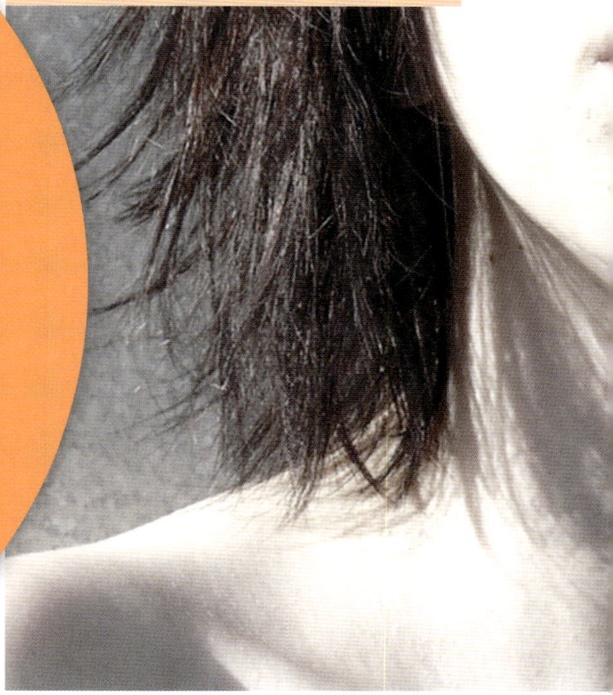

Tipp:

Bei manchen akuten Erkrankungen (z.B. einer akuten Bauchspeicheldrüsen- oder Gallenblasenentzündung) sollten die Omega-3-Fettsäuren nicht angewendet werden. Daher ist es besser, sich vom behandelnden Arzt beraten zu lassen, bevor man die Anwendung in Erwägung zieht. Manchmal müssen auch blutverdünnende oder cholesterinsenkende Medikamente in ihrer Dosierung angepasst werden, da diese „guten“ Fettsäuren hier ebenfalls eine günstige Wirkung zeigen.

Nachtkerzenöl: Das besondere Fett für die Schönheit und das „Nervenkostüm“

Im Zuge des Anti-Agings spielt die Schönheit von innen eine wesentliche Rolle, und hier ganz besonders das Nachtkerzenöl. Dieses ist reich an Gamma-Linolensäure. Die mehrfach ungesättigte Fettsäure hat eine Reihe positiver Eigenschaften, vor allem für die Haut, zu bieten. Sie wirkt Entzündungen entgegen und wird daher gerne bei entzündlichen Hauterkrankungen wie z.B. der Neurodermitis angewandt. Bei den Betroffenen ist häufig der Fettstoffwechsel gestört, und es liegt ein Mangel an Gamma-Linolensäure vor. Nachtkerzenöl kann bei Allergien hilfreich sein, da die dort vorhandene Fettsäure der Freisetzung des Histamins entgegenwirkt. Der Botenstoff Histamin verursacht die typischen allergischen Beschwerden wie beispielsweise Jucken, Rötung oder auch Pustel- und Quaddelbildung. Des Weiteren scheint sich die Gamma-Linolensäure günstig auf die Weitstellung der Blutgefäße auszuwirken. Auch im Bereich des Nervenzellschutzes macht die Fettsäure von sich Reden: Sie wirkt sich positiv auf den gesamten Nervenstoffwechsel aus und kann auch beim Aufmerksamkeitsdefizitsyndrom (ADHS) und bei Stress erfolgreich eingesetzt werden. Wenn der Bedarf an Gamma-Linolensäure nicht ausreichend gedeckt ist, kann es zu Mangelerscheinungen wie z.B. Infektanfälligkeit, Hautunreinheiten und Entzündungen sowie Wundheilungsstörungen kommen. Die zusätzliche Einnahme von Nachtkerzenöl ist auch beim prämenstruellen Syndrom sinnvoll.

Orthomolekularmediziner empfehlen 1,5 bis 3 g Nachtkerzenöl/Tag.

Sinnvolle Anwendungen von Nachtkerzenöl

- Hautprobleme: Symptome wie trockene Haut mit Krusten- und Schuppenbildung, Juckreiz (Neurodermitis)
- Schlechte Wundheilung
- Typische Beschwerden an den „Tagen vor den Tagen“, dem sogenannten prämenstruellen Syndrom (PMS)
- Wechseljahrbeschwerden
- Trockene Schleimhaut
- Leistungsabfall, Konzentrationsstörungen und Nervenerkrankungen
- Nachlassende Abwehrkraft und Energie
- Chronisch-entzündliche Erkrankungen

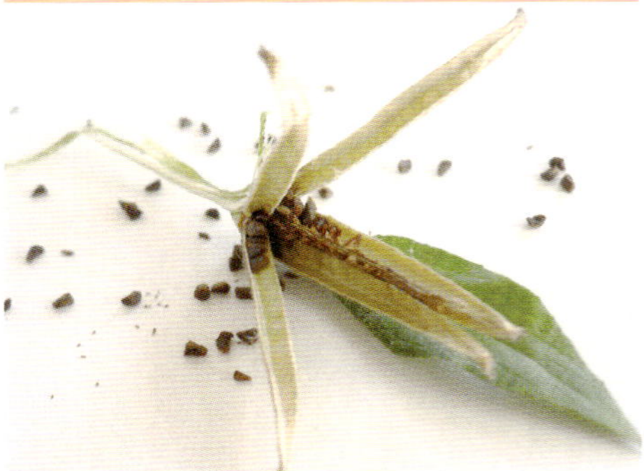

Aminosäuren – Eiweißbausteine für das Leben

Sie sind Bestandteil von Immunstoffen, Hormonen und Enzymen und damit aus unserem gesamten Stoffwechsel nicht wegzudenken. Die Aminosäuren, die als Eiweißkörper in unserem Organismus vielseitige Aufgaben übernehmen. So sind sie als Struktur- und Gerüstsubstanzen am Aufbau von Muskeln, der Haut, von Haaren und Nägeln mitbeteiligt. Weiterhin sind Aminosäuren als Strukturbestandteil in unseren Zellhüllen zu finden. Sie machen einen Großteil des Blutfarbstoffs und unseres Erbgutes aus. Die Eiweißstoffe sind zudem an der Regulation des Blutdrucks und am Abbau gefäßschädigender Stoffe (Homocystein) beteiligt. Ebenso benötigt der Körper Aminosäuren zur Herstellung von Nervenbotenstoffen, die wiederum für eine reibungslose Kommunikation im Gehirn sorgen. Einige Aminosäuren wirken selbst als Taktgeber im Gehirn und sind für Lern- und Gedächtnisvorgänge von Bedeutung. Insgesamt werden etwa 20 der bekannten Aminosäuren in körpereigene Proteine (Eiweiße) eingebaut. Einige der Eiweißbausteine kann der Körper unter normalen Bedingungen selbst herstellen. Allerdings kann der Bedarf unter bestimmten, z.B. krankheitsbedingten Umständen oder nach Operationen drastisch ansteigen, so dass die körpereigene Produktion nicht ausreicht. Diese Aminosäuren werden als bedingt essentiell bezeichnet. Neun dieser Vertreter sind essentiell, d.h. lebensnotwendig. Da der Mensch diese selbst nicht herstellen kann, muss er sie zwingend über die Nahrung aufnehmen. Wenn nur eine einzige der am Bau eines Hormons beteiligten Aminosäuren fehlt, kann das Molekül vom Organismus nicht synthetisiert werden. Deshalb ist die regelmäßige und ausreichende Versorgung mit diesen Eiweißbausteinen von großer Bedeutung.

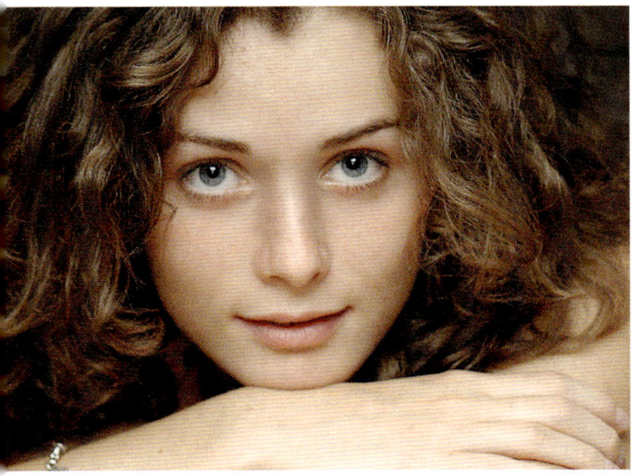

Eiweiß: Essentielle und bedingt essentielle Aminosäuren

Essentiell	Bedingt essentiell
L-Histidin	L-Arginin
L-Isoleucin	L-Cystein
L-Leucin	L-Glycin
L-Lysin	L-Glutamin
L-Methionin	L-Tyrosin
L-Phenylalanin	L-Serin
L-Threonin	
L-Tryptophan	
L-Valin	

Biologische Eiweißwertigkeit – was ist das?

Optimalerweise liegen alle für den Aufbau eines Proteins erforderlichen Aminosäuren in ausreichender Menge im Körper vor. Nur dann kann – wie bereits erwähnt – das Hormon, das Enzym oder Strukturprotein hergestellt werden. Nun unterscheiden sich die eiweißhaltigen Lebensmittel doch deutlich in ihrem Aminosäuremuster, und damit ist die Nahrungsauswahl für die Verfügbarkeit der Eiweißbausteine von erheblicher Bedeutung. Die biologische Wertigkeit eines Proteins bzw. proteinhaltigen Lebensmittels gibt an, wie viel Gramm körpereigenes Eiweiß aus 100 Gramm Nahrungseiweiß gebildet werden können. Die biologische Wertigkeit des Volleis (Eigelb und Eiklar), die mit dem Wert 100 angegeben wird, dient hier als Vergleichswert. Tierisches Eiweiß besitzt infolge menschenähnlicher Aminosäuremuster im Allgemeinen eine höhere Wertigkeit als pflanzliches Eiweiß. Allerdings lässt sich die Wertigkeit pflanzlicher Proteine (z.B. Kartoffel) durch geschickte Kombination mit tierischen, eiweißreichen Lebensmitteln (z.B. Ei) deutlich verbessern. Günstige Zusammenstellungen sind z.B. Kartoffel mit Ei, Quark, Fleisch oder Fisch. Auch Müsli mit Milch oder Vollkornbrot mit Fleisch oder Käse sind in diesem Zusammenhang empfehlenswert. Damit lassen sich biologische Wertigkeiten > 100 erreichen.

DGE und ÖGE empfehlen für Erwachsene die Zufuhr von 0,8 g/kg Körpergewicht (Frauen) bzw. 0,9 g/kg Körpergewicht (Männer) Eiweiß am Tag. Krankheitsbedingt kann der Bedarf erhöht sein, wobei – seitens der Orthomolekularmediziner – einzelne Aminosäuren gezielt für bestimmte therapiebedingte Bedürfnisse (z.B. Lebererkrankungen, Herzgesundheit) zum Einsatz kommen.

Die biologische Wertigkeit von pflanzlichen und tierischen Lebensmitteln (einzeln und kombiniert)

Lebensmittel	Wertigkeitsziffer
Vollei	100
Kartoffel	98
Fleisch	90
Milch	88
Kartoffel und Vollei	136
Milch und Vollei	120
Weizen und Milch	105

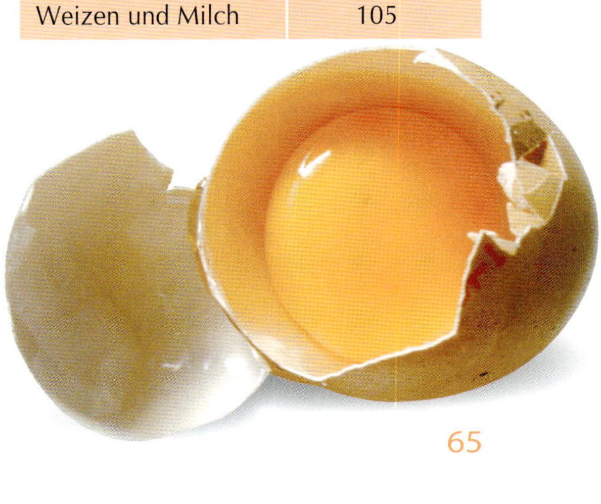

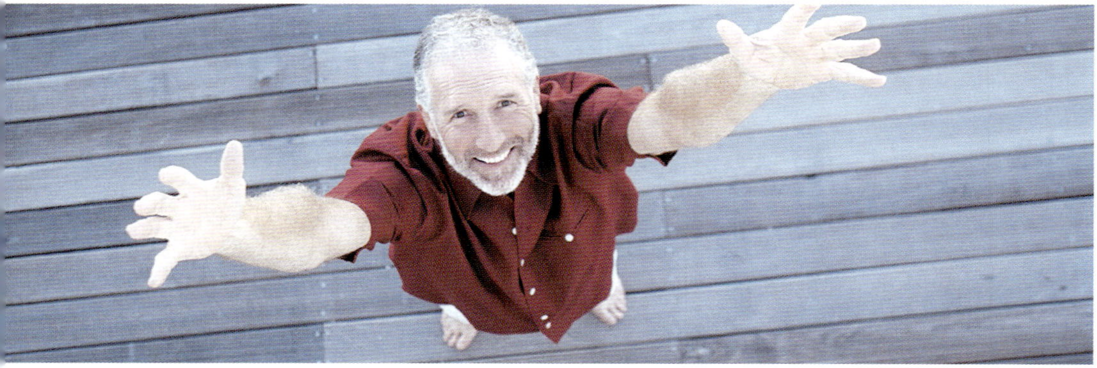

Aminosäuren für Herz und Hirn

Aminosäuren sind nicht nur für den Aufbau von Eiweißkörpern wichtig, sondern erfüllen darüber hinaus eigenständige Schutzfunktionen. So sind beispielsweise für die Blutdruckregulation und die Gesunderhaltung der Blutgefäße die Aminosäuren L-Arginin und L-Lysin von Bedeutung. L-Arginin dient als Vorstufe von Stickoxiden, die für die Weitstellung der Blutgefäße und die Durchblutung eine große Rolle spielen. Bei einem bestehenden Herz-Kreislauf-Risiko ist der Bedarf an dieser Aminosäure erhöht. L-Lysin wird für die körpereigene Herstellung von Kollagen benötigt. Dieses ist in den Blutgefäßen für die Elastizität und Stabilität von Bedeutung. Diese Aminosäure kann zudem einen positiven Einfluss auf die Ablagerung von Blutfetten ausüben. Auch im Nervenstoffwechsel übernehmen die Aminosäuren wichtige Aufgaben. So ist hier vor allem die L-Glutaminsäure zu nennen, die im Körper aus Glutamin gebildet werden kann. Der Eiweißbaustein hat einen fördernden Einfluss auf Lern- und Gedächtnisvorgänge und fängt im Gehirn das giftige Stoffwechselprodukt Ammoniak ab. L-Glutaminsäure ist an der Bereitstellung von angstlösenden, beruhigenden Substanzen im Gehirn beteiligt. Auch die Aminosäure Methionin ist hier von Bedeutung. Sie wird benötigt für die Herstellung von Botenstoffen, die eine ausgleichende Wirkung auf die Psyche ausüben. So ist auch der „Glücklichmacher" Serotonin von der ausreichenden Bereitstellung des Methionins (bzw. seiner physiologisch aktiven Form S-Adenosylmethionin) abhängig. Phenylalanin ist ebenfalls für die reibungslose Kommunikation der Nervenzellen von Bedeutung und wird etwa beim Erschöpfungssyndrom therapeutisch genutzt. L-Tryptophan ist die direkte Vorstufe des Serotonins und damit für die gute Schlafqualität und die ausgeglichene Stimmung wichtig. Bei Stress ist die körpereigene Umwandlungsrate von L-Tryptophan in Serotonin häufig geschwächt bzw. behindert.

Aminosäuren für Leber und Nieren

Das zentrale Organ des Aminosäurestoffwechsels ist die Leber. Dort finden Umbaumaßnahmen der Einweißbausteine und die Umwandlung der Aminosäuren in andere Vertreter statt. Bei bestehenden Lebererkrankungen ist der Stoffwechsel der einzelnen Aminosäuren gestört. Die Konzentration der einzelnen Eiweißbausteine kann völlig verändert sein. Gleichzeitig kann die Leber die bei diesen Umbaumaßnahmen anfallenden Giftstoffe nicht mehr optimal entsorgen. So kann das entstehende Zellgift Ammoniak über das Blut ins Gehirn gelangen und dort für Gedächtnis- und Konzentrationsstörungen sorgen. Hier gilt es, das gestörte Aminosäuregleichgewicht wieder herzustellen und gleichzeitig die Entgiftungsfunktion der Leber zu unterstützen. Hier sind vor allem die Aminosäuren L-Isoleucin, L-Leucin und L-Valin gefragt.

Die Niere spielt im Aminosäurestoffwechsel ebenfalls eine entscheidende Rolle. Zum einen wird der im Zuge der Ammoniak-Entgiftung anfallende Harnstoff über die Niere ausgeschieden, zum anderen hat das Organ auch die Funktion, die Eiweißausscheidung zu kontrollieren bzw. zu begrenzen. Liegen Nierenerkrankungen vor, dann kann die Niere diese Funktionen nicht mehr optimal erfüllen. Damit werden nicht selten zu viele Aminosäuren über den Urin ausgeschieden. Es stellt sich ein Ungleichgewicht zwischen den einzelnen Aminosäuren ein. Zur Entlastung des Organs wird in der Regel eine Verminderung der Proteinzufuhr empfohlen. Das kann zu Mangelzuständen einzelner Aminosäuren – vor allem L-Histidin, L-Tyrosin und L-Serin – beitragen. Auch L-Methionin wird in der Praxis bei Nierenerkrankungen in der Therapie angewendet.

„Abheben" mit Taurin?

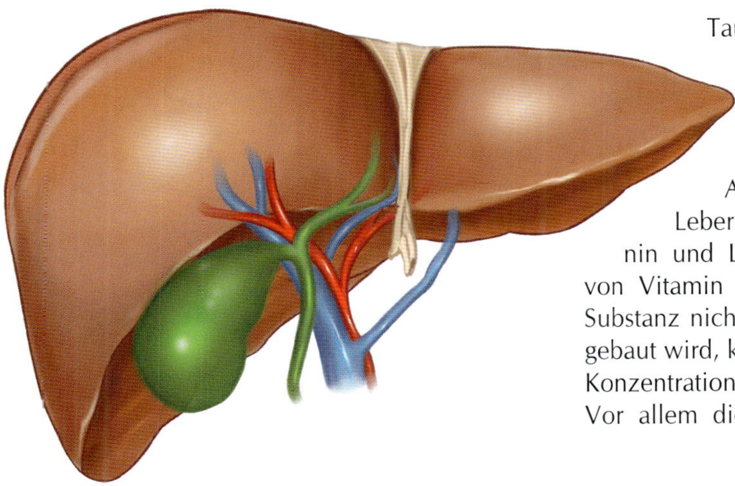

Taurin wird als Aminosäureabkömmling bezeichnet, denn es besitzt nicht die typische Aminosäurestruktur, wird aber aus Aminosäuren gebildet. In der Leber wird Taurin aus L-Methionin und L-Cystein, unter Beteiligung von Vitamin B_6, gebildet. Obgleich die Substanz nicht in die Körperproteine eingebaut wird, kommt sie dennoch in hoher Konzentration in unseren Organen vor. Vor allem die Nervenzellen, bestimmte

Immunzellen sowie die Augennetzhaut sind reich an Taurin. Gemäß dem relativ hohen Vorkommen übt der Aminosäureabkömmling eine Reihe von wichtigen Funktionen im Organismus aus. So stärkt Taurin das Immunsystem, ist an der Kommunikation der Nervenzellen mitbeteiligt und für die geistige Leistungsfähigkeit von Bedeutung. Ebenso übt die Substanz eine wichtige Rolle bei der Regulation des Augeninnendrucks aus. Aber auch das Herz als Hochleistungsmotor wird von dieser Powersubstanz unterstützt. Und schließlich bietet Taurin einen effizienten Zellschutz als Antioxidans und unterstützt den Körper bei Entgiftungsmaßnahmen.

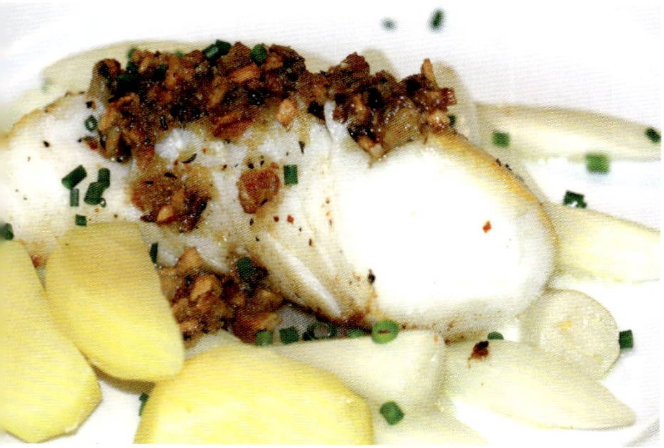

Wer daher körperlich und geistig fit bleiben möchte, der ist gut beraten, auf eine taurinreiche Ernährung (Fisch, Fleisch) zu achten. Einen erhöhten Bedarf können auch Sportler oder Personen mit Abwehrschwäche oder chronisch-degenerativen Erkrankungen (z.B. Krebs, Augen-, Nierenerkrankungen) haben.

Achtung Risiko – wer hinsichtlich eines Mangels besonders gefährdet ist

Als Ursache für die Entstehung eines Protein- bzw. Aminosäurendefizits kann der vermehrte Bedarf in bestimmten Lebenslagen oder auch Altersphasen gelten. So ist der Eiweißbedarf in der Schwangerschaft und während der Stillzeit erhöht. Auch Säuglinge, Kinder und Jugendliche benötigen für das Wachstum und die körperliche Entwicklung ausreichend Proteine. Wer Sport treibt, benötigt vermehrt Eiweiß für den Muskelaufbau. Vegetarier und Veganer sind nicht selten mit bestimmten Aminosäuren (z.B. L-Lysin) unterversorgt. Im Rahmen von Nieren-, Leber- und Schilddrüsenerkrankungen (Überfunktion) kann es zu Eiweißdefizit und damit zu einem erhöhten Bedarf kommen. Bei einer starken Nieren- und schweren Lebererkrankung ist allerdings besondere Vorsicht geboten, denn die Fähigkeiten der genannten Organe, Proteine zu verstoffwechseln, können hier stark eingeschränkt sein. Daher sollte in diesen besonderen Fällen die gezielte Anwendung von Eiweiß bzw. einzelnen Aminosäuren therapeutisch begleitet werden. Auch bei Verbrennungen oder chronischen Wundheilungsstörungen fehlt es dem Körper häufig an Protein, denn dieses wird vermehrt für die Zellneubildung benötigt. Ebenso gehen die Anwendung von Krebsmedikamenten und Bestrahlungen häufig mit einem erhöhten Bedarf bzw. – in der Folge – einem Defizit an Proteinen einher.

Enzyme – ohne sie geht im Körper gar nichts

Unentbehrliche Stoffwechselaktivatoren

Es gibt sie massenweise in unserem Körper: die Enzyme, jene Biostoffe, die tagtäglich dafür Sorge tragen, dass unser Stoffwechsel reibungslos funktioniert. Das sind Eiweiße, die z.B. dafür zuständig sind, dass die Nahrung, die wir uns einverleiben, im Magen-Darm-Trakt aufgeschlossen und in Energie umgewandelt werden kann. Ebenso sind Enzyme an Fortpflanzungsvorgängen und am Wachstum beteiligt. Ohne die kleinen Helfer wäre es auch mit unserer Abwehr schlecht bestellt. Kurzum – ohne Enzyme wären wir nicht lebensfähig. Über 3000 Enzyme sind insgesamt bekannt, die in wechselnder Bereitschaft und zum Teil im Team Stoffwechselreaktionen anstoßen und auch wieder zum Ende bringen. Dabei erfüllt jedes Enzym sein eigenes Soll und funktioniert unter seinen persönlichen optimalen „Arbeitsbedingungen" (z.B. Temperaturoptimum und Säuregrad der Umgebung). Viele Enzyme funktionieren allerdings nur mit einem „Hilfsmotor" (= Coenzym). Häufig handelt es sich dabei um Vitamine oder Mineralstoffe, die dem Stoffwechselbeschleuniger (= Biokatalysator) erst die richtige Power verleihen. Daher ist für einen reibungslosen Stoffwechsel auch die ausreichende Zufuhr dieser Vitalstoffe notwendig.

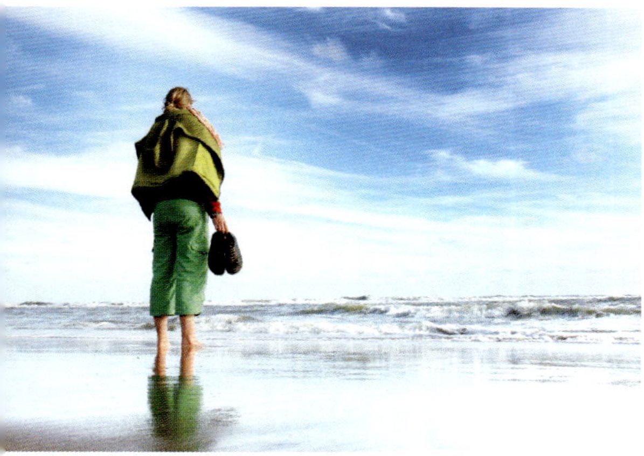

Die Natur hat es so eingerichtet, dass wir selbst diese Biokatalysatoren herstellen können. Leider lässt die Fähigkeit zur körpereigenen Produktion mit dem Alter nach und oft sind die vorhandenen Helfer dann auch müde und weniger aktiv. So wurde beispielsweise bei einem Enzym, welches die mit der Nahrung aufgenommene Stärke spaltet (Amylase), bei jungen Menschen eine 30fach höhere Konzentration im Körper festgestellt als bei Personen jenseits des 60. Lebensjahres. Vielfach lassen sich die Verdauungsstörungen älterer Menschen auf einen Mangel an diesen „Stoffwechselkupplern" zurückführen. Damit läuft allgemein häufig nicht nur der Verdauungsprozess, sondern auch der gesamte Stoffwechsel (Energiegewinnung, Immunantwort, Organfunktionen) bei älteren Menschen nicht mehr „rund".

Laktoseunverträglichkeit durch Enzymmangel

Ein Beispiel dafür, wie sich ein Mangel an nur einem einzigen Enzym auswirken kann, sei hier aufgezeigt: Bauchkrämpfe,

Blähungen, Völlegefühl, Aufstoßen, Übelkeit bis zum Erbrechen – die Begleitsymptome einer Laktoseunverträglichkeit (Milchzuckerunverträglichkeit) können vielfältig und unterschiedlich stark ausgeprägt sein. Meistens treten die Beschwerden etwa 30 Minuten (bis zu 2 Stunden) nach dem Verzehr der entsprechenden Lebensmittel auf. Die Ursache für diese Problematik ist in der unzureichenden Bereitstellung des milchzuckerspaltenden Enzyms begründet. Laktose ist eine Kohlenhydratart, die aus zwei Einzelzuckern (Glukose und Galaktose) besteht und erst nach der Spaltung in ihre beiden Einzelzucker vom Dünndarm verwertet werden kann. Diese Trennung des Milchzuckers erfolgt über ein Enzym (Laktase), welches in der Schleimhaut des Dünndarms gebildet wird. Da aber diese Innenschicht des Darms störanfällig ist und durch Medikamente, Fremdkeime oder Strahlen geschädigt werden kann, ist es bei zahlreichen Menschen mit diesem Enzym nicht allzu weit her: Sie können die Laktose nicht (mehr) aufspalten. Weiterhin kann sich diese Unverträglichkeit auch im Zuge von Darmerkrankungen wie z.B. Zöliakie (Glutenunverträglichkeit), Morbus Crohn oder Colitis ulcerosa einstellen. Am häufigsten ist allerdings der erblich bedingte Laktasemangel. Im Zuge der unzureichenden Fähigkeit zur vollständigen Aufspaltung des Milchzuckers in seine Einzelbestandteile gelangt dieser in die unteren Darmabschnitte und wird dort von den Darmbakterien vergoren. Dabei entstehen Säuren und vor allem Gase, die für die Blähungen und den gelegentlich auftretenden Durchfall verantwortlich sind.

Wer nun meint, alleine durch den Verzicht auf Milch das Problem der Milchzuckerunverträglichkeit angehen zu können, der

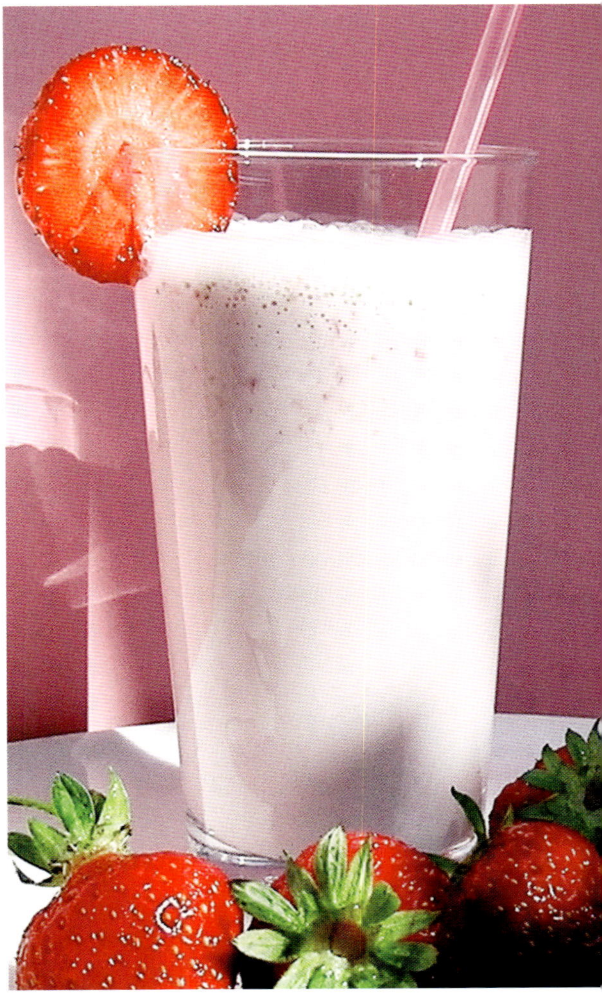

wird meist enttäuscht. Denn längst sind es nicht mehr nur die Milchprodukte, die für die Beschwerden verantwortlich gemacht werden können. Laktose finden wir in einer Vielzahl industriell hergestellter Lebensmittel und in zahlreichen Medikamenten. Nicht selten ist mit der Laktoseintoleranz noch eine Fruchtzuckerunverträglichkeit gekoppelt, die es ebenfalls zu überprüfen gilt. Es gibt zudem völlig unterschiedliche persönliche Toleranzen: Der eine reagiert schon auf Spuren des Milchzuckers, der andere verträgt größere Portionen. Es kann daher hilfreich sein, eine Zeitlang auf eine Enzymzufuhr „von außen" (Laktase z.B. in Kapselform) zurückzugreifen, um die (akute) Begleitsymptomatik reduzieren zu können.

Lebensmittel, die Laktose (Milchzucker) enthalten können (Beispiele)

- Brot, Backwaren
- Fertiggerichte
- Cremeliköre
- Fleisch- und Wurstwaren
- Instanterzeugnisse
- Kaffeeweißer, Süßstofftabletten
- Kartoffelpulver, Suppen, Saucen
- Milch, Milchprodukte
- Müslimischungen
- Nuss-Nougat-Creme, Riegel, Eis
- Schokolade, Sahne-, Karamellbonbons
- Sonstige Süßwaren

Histaminintoleranz – auch hier fehlt die Aktivität eines Enzyms

Kopfschmerzen, Hautausschläge, Herzrhythmusstörungen, Durchfälle, Magenkrämpfe – auch eine Histaminunverträglichkeit kann sich mit vielfältigen Symptomen, die zunächst nur schwer zuordenbar sind, bemerkbar machen. Histamin ist nicht nur in bestimmten Lebensmitteln (z.B. Geräuchertes, Hartkäse, Sauerkraut, überreifes Obst) enthalten, sondern wird vom Körper auch selbst gebildet. Das Gewebshormon erfüllt u.a. Funktionen als Nervenbotenstoff, spielt eine Rolle bei der Weitstellung der Blutgefäße, beim Zusammenziehen der Muskeln und ist beispielsweise auch an der Salzsäurefreisetzung im Magen mitbeteiligt. Es ist außerdem ein Botenstoff, der Entzündungen fördern und allergische Reaktionen auslösen kann. Im Körper kommt Histamin vor allem in bestimmten Immunzellen, aber auch im Verdauungstrakt vor. Für den Abbau des im Körper freigesetzten Histamins bzw. auch für die aus der Nahrung aufgenommenen Mengen sind Enzyme verantwortlich, wie die Diaminooxidase (DAO). Die entstehende oder zugeführte Histaminmenge wird üblicherweise von diesen Enzymen abgebaut, ohne dass wir davon etwas bemerken. Bei einer unzureichenden Enzymaktivität kann allerdings die Histaminmenge im Körper ansteigen und die bereits erwähnten unangenehmen Begleiterscheinungen auslösen. Erwähnenswert ist an

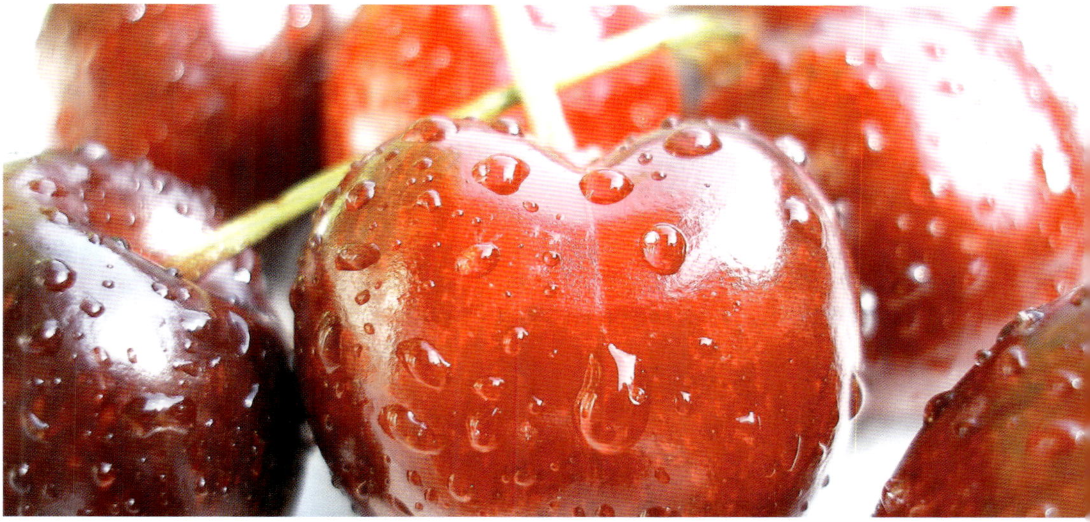

dieser Stelle, dass das histaminabbauende Enzym auf eine ausreichende Bereitstellung von Vitalstoffen (vor allem Vitamin B_6 und Kupfer) angewiesen ist. Daher kann ein Mangel an diesen beteiligten Cofaktoren eine Enzymschwäche nach sich ziehen. Auch Medikamente oder bestimmte Lebensmittel (wie Zitrusfrüchte, Schalentiere, Nüsse, Hefe, Schokolade) können als Trigger für eine vermehrte Histaminfreisetzung im Körper fungieren und damit ein Überangebot an diesem Botenstoff provozieren. Ebenso spielen häufig Lagerung und bakteriell bedingter Verderb, im Zuge dessen die Histaminmenge im Lebensmittel ansteigen kann, eine Rolle. Lebensmittel sollten daher nach Möglichkeit rasch verbraucht und nicht lange gelagert werden. Neben einer histaminfreien Diät kann es hilfreich sein, das beteiligte Enzym DAO in Kapselform zuzuführen.

Empfehlenswerte histaminarme Lebensmittel (Beispiele)

- Fleisch (frisch und tiefgefroren)
- Bestimmte Fischsorten (frisch und tiefgefroren), z.B. Lachs, Scholle, Kabeljau, Rotbarsch
- Frischmilch und frische Milchprodukte (z.B. Quark, Joghurt)
- Bestimmte Obstsorten (frisch), z.B. Kirschen, Äpfel, Birnen, Mango
- Bestimmte Gemüsesorten (frisch), z.B. Kohl, Brokkoli, rote Beete, Paprika, Karotten
- Weißwein (nicht Rotwein!), Bier
- Kaffee, Wasser, Gemüsesäfte

Enzyme sind hilfreich bei Entzündungen

Die Heilkraft von Enzymen bzw. enzymhaltigen Pflanzenextrakten ist in der Medizin altbekannt. Im Mittelalter stellte man aus enzymreichen Früchten (z.B. Feigen) Extrakte her, mischte sie mit Bauchspeicheldrüsenstücken von Tieren und behandelte mit diesem Enzymgemisch akute und chronische Entzündungen (z.B. Gelenk- oder Venenentzündungen). Auf eine Verletzung oder eine Infektion reagiert der Körper mit einer Entzündung. Diese ist notwendiger Bestandteil des Heilungsprozesses. Es ist allerdings wichtig, dass dieser Vorgang auch wieder regelgerecht beendet wird, ansonsten droht die Gefahr eines erneuten Aufflackerns der Feuerstellen. Enzyme greifen regulierend in diesen Prozess ein und beschleunigen den Ablauf der Entzündung. Damit wird einer Chronifizierung des Entzündungsgeschehens vorgebeugt. Die gefräßigen Abwehrzellen, die u.a. die Aufgabe haben, den entstehenden Zellmüll und das zerstörte Gewebe wegzuräumen, können sich schneller wieder zurückziehen und sich auf andere Aufgaben (z.B. Infektabwehr) besinnen. Somit wird das Immunsystem entlastet, und die Selbstheilungskräfte werden aktiviert – und nicht, wie bei so manchen entzündungshemmenden Medikamenten, einfach unterdrückt. Gleichzeitig normalisieren Enzyme das Immunsystem, stärken also die Körperpolizisten, wenn diese „schwächeln", und weisen sie in ihre Schranken bei einer überschießenden Reaktion der körpereigenen Abwehr (z.B. bei Allergien oder Autoimmunerkrankungen). Damit wird das Immunsystem wieder in seine natürliche Balance gebracht.

Übrigens sind Enzyme auch begleitend in der Krebstherapie im Einsatz, da sie die Wirkung von Chemo- und Strahlentherapie steigern können und zu einer besseren Verträglichkeit dieser belastenden Behandlungsmaßnahmen beitragen. Interessanterweise scheinen sie auch der Bildung von Tochtergeschwülsten (Metastasen) entgegenzuwirken, was insgesamt den Einsatz dieser Biostoffe in der begleitenden Therapie von Krebspatienten durchaus rechtfertigt.

Viruserkrankungen mit Hilfe von Enzymen „in Schach" halten

Interessante Hinweise liegen bezüglich der Anwendung von Enzymen bei Viruserkrankungen, wie z.B. immer wiederkehrenden Lippenbläschen und der Gürtelrose, vor. Beide Erkrankungen werden von Viren verursacht, die in unserem Körper schlummern und unter Stresssituationen des Körpers erneut ausbrechen können. Als modernes und effizientes Mittel wird der Wirkstoff Aciclovir eingesetzt, der aber nicht immer gut verträglich ist. Eine vergleichende Untersuchung zur Wirkung des virushemmenden Medikamentes und zur Enzymtherapie ergab ähnliche Ergebnisse:

Die Bläschen heilten in beiden Fällen vergleichbar schnell ab und die Schmerzen verminderten sich auch in beiden Gruppen im gleichen Zeitraum. Enzyme sind allerdings sehr viel besser verträglich als das Virustatikum und haben nahezu keine Nebenwirkungen.

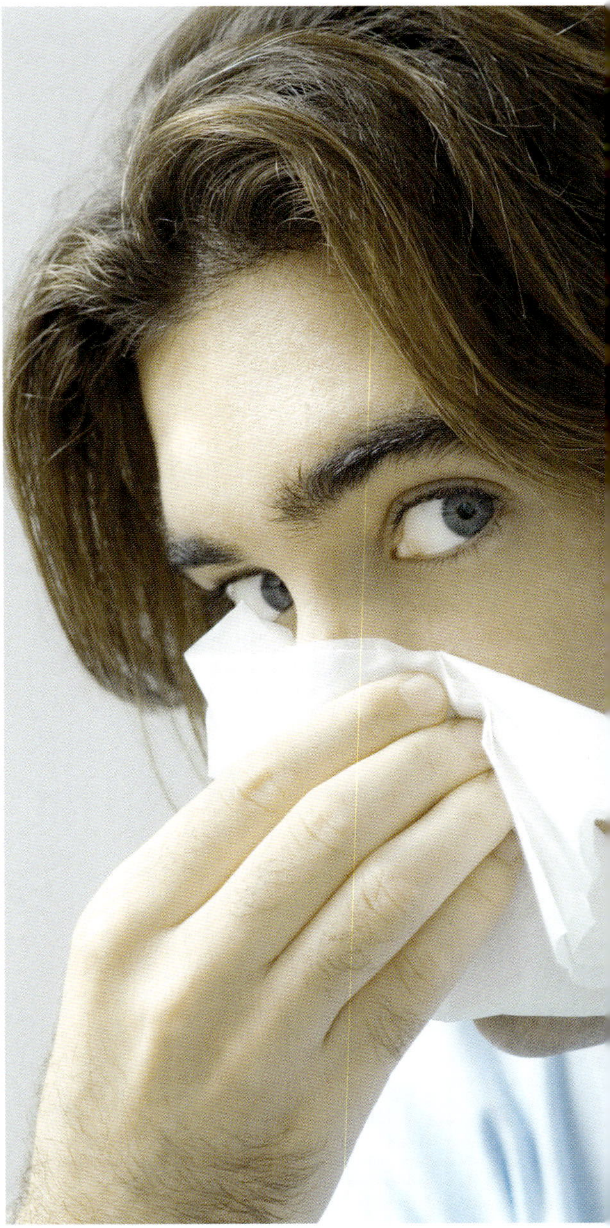

Wenn die Schnupfenviren den Weg in die Nase gefunden haben, setzen sie sich dort fest und verursachen einen „Brandherd“. Die Nasenschleimhaut schwillt an, und es wird mehr zähfließendes Sekret produziert. Dadurch geht die Filterwirkung verloren und die lästigen Keime werden nicht mehr in ausreichendem Maße weggeschafft. Enzyme können hier für Abhilfe sorgen. Sie lassen die geplagte Nasenschleimhaut schneller abschwellen und helfen, den zähen Schleim zu verflüssigen. Damit ist die Nase wieder schneller frei. In ähnlicher Weise können Enzyme bei Infekten der Bronchien helfen.

Sportverletzungen – schnell wieder auf den Beinen mit Hilfe von Enzymen

Wer gerne Sport treibt oder gar zu den Leistungssportlern zählt, der möchte nach einer Verletzung nach Möglichkeit nicht lange pausieren, sondern so schnell wie möglich zurück an den „Start“. Leider ist aber z.B. eine Knie- oder Knöchelverletzung oftmals eine langwierige Angelegenheit, die viel Geduld erfordert. Selbst wenn die klassischen Anzeichen der Verletzung (Schwellung, Rötung, Schmerzen) nachlassen, heißt es noch lange nicht, dass sich das Gelenk vollständig erholt hat. Viele können es nicht abwarten und fangen zu früh mit einem Training an. In der Folge steigt die Verletzungsgefahr erneut an. Ein verletzungsbedingter Knorpelschaden bringt nicht selten eine verfrühte Arthrose mit sich. Insgesamt ist mit Sportverletzungen nicht zu spaßen. Enzyme sind hier wahre „Gelenkfreunde", die dem Sportler rascher wieder ins Kampffeld zurückverhelfen können – das hat eine Reihe von wissenschaftlichen Untersuchungen belegen können. Sie unterstützen die Selbstheilungskräfte des Körpers und sorgen dafür, dass Schwellungen rascher zurückgehen. Enzyme können den Heilungsprozess insgesamt beschleunigen und die Zeit der verletzungsbedingten Zwangspausen für das Training verkürzen. Die Biomoleküle tragen dazu bei, dass die Bewegungsfähigkeit rascher wiederhergestellt wird. Damit sind die Enzyme bei Sportverletzungen von besonderem Interesse.

Bei diesen Erkrankungen können Enzyme helfen (Beispiele)

- Bronchitis
- Entzündungen der inneren Organe
- Gelenkentzündungen
- Grippale Infekte
- Krebs
- Nasennebenhöhlenentzündungen
- Schuppenflechte
- Sportverletzungen
- Venenentzündungen
- Viruserkrankungen(z.B. bei Gürtelrose)

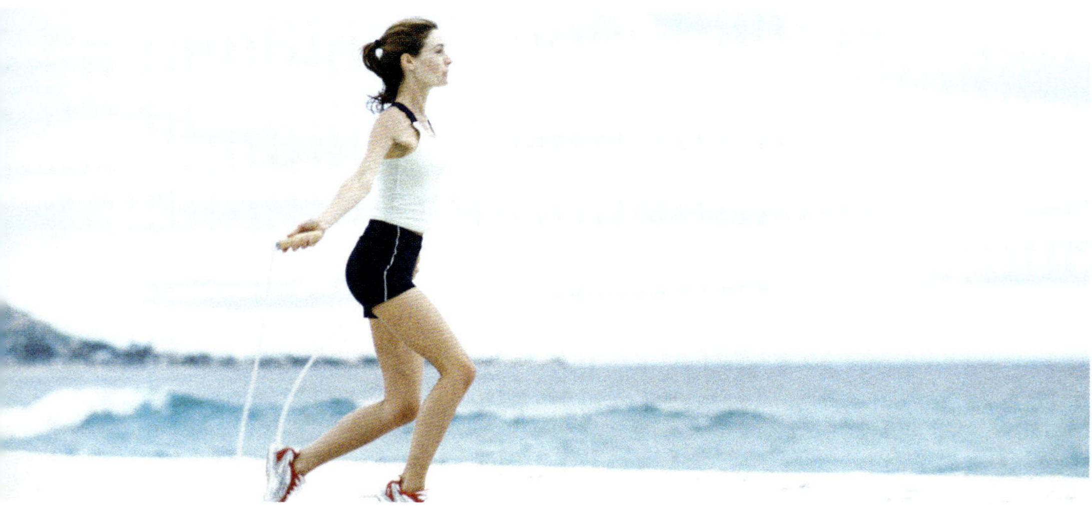

Probiotika – Bakterien, die es gut mit uns meinen

Wer gesund bleiben möchte, sollte auf seinen Darm achten

Hätten Sie gedacht, dass Ihr Bauch „mitdenken" kann oder das „Glücklichsein" auch von Ihrem Bauch mitbestimmt wird? Oder ist Ihnen bekannt, dass ein marodes körperliches Abwehrsystem viel mit dem Darm zu tun hat? Greifen auch Sie bei häufigen Infekten zuerst einmal zum Vitamin C (was richtig ist, aber möglicherweise nicht ausreicht)? Sind Sie vielleicht mit Allergien behaftet oder haben Sie häufiger Hautausschläge, Ekzeme oder gar Neurodermitis? Dann sollten Sie unbedingt weiterlesen, denn solche gesundheitlichen Probleme hängen stark mit unserem Bauch und speziell mit dem Darm und seinen Bewohnern zusammen, denn diese „Einwohner" bestimmen Ihre Gesundheit in ganz entscheidendem Maße mit. Bei einem erwachsenen Menschen windet sich der Darm mit einer Länge von rund 8 Metern durch Bauch und Unterleib. Mit den zahlreichen faltigen Ausstülpungen und Einbuchtungen ergibt sich insgesamt eine Oberfläche von etwa 300 bis 400 Quadratmetern. Besiedelt ist der Darm mit rund 100 Billionen Bakterien, die sich aus etwa 400 verschiedenen Arten zusammensetzen. Im Verlauf eines 75-jährigen Lebens werden hier mit Hilfe der Bakterien und unter dem Einfluss von Gallensäuren und Enzymen im Schnitt 30 Tonnen Nahrung zersetzt! Im Darm sitzen zudem etwa zwei Drittel aller Immunzellen – 60 bis 80 % der Produktion an „Abwehrwaffen" (Antikörper) findet hier statt! Kein Wunder also, wenn bei einer schwachen körpereigenen Abwehr oder häufig vorkommenden Infekten dem Darm in der therapeutischen Betreuung bei ganzheitlich denkenden Therapeuten eine besondere Beachtung geschenkt wird. Dabei hat der Darm, der eine Grenzfläche zwischen dem Innern des menschlichen Körpers und der Außenwelt darstellt, grundlegend einen Spagat zu absolvieren: Bakterielle und virale Krankheitserreger, die in den Körper einzudringen versuchen, müssen einerseits bekämpft und eliminiert werden, andererseits dürfen Nahrungsmittelbestandteile und körpereigene Stoffe keine Immunreaktion auslösen. Eine nicht ganz leichte Aufgabe für die Abwehrzellen in unserem Organismus – denn gerät das Wechselspiel aus dem Gleichgewicht, können sich Allergien, entzündliche Prozesse und

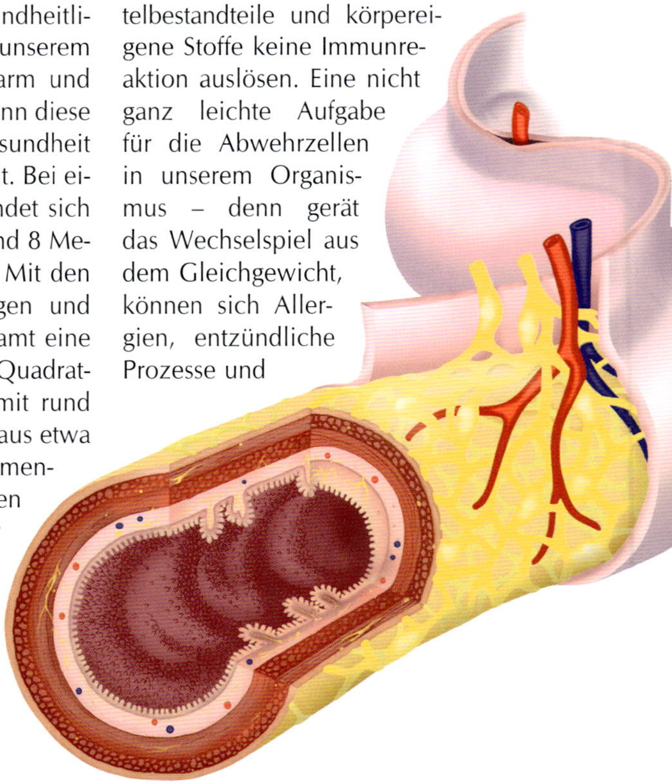

chronische Krankheiten einstellen. Somit kommt der Darmgesundheit eine ganz wesentliche Bedeutung für unsere Gesamtgesundheit zu.

Das Hirn im Bauch hat seinen eigenen Kopf

Was wenige wissen: Der Darm ist mit einem umfassenden Nervensystem ausgestattet. Redewendungen wie z.B.: „Das hat mir den Appetit verschlagen", deuten darauf hin, dass Ereignisse emotionaler Art mit unserem Verdauungstrakt in Verbindung stehen können. In der Tat ist der Bauchraum mit einem Geflecht von 100 Millionen (!) Nervenzellen ausgestattet, die den Verdauungsweg durchziehen. Der Darm besitzt sogar mehr Nervenzellen als unser Rückenmark. Dabei stimmen nicht nur die Zelltypen, sondern auch die gebildeten Botenstoffe (z.B. Serotonin und Adrenalin) mit jenen des Kopfhirns überein. Allein die Produktion von Serotonin, ein Botenstoff, der u.a. für die Psyche, das Wohlbefinden und die Schmerzentstehung wichtig ist, findet zum größten Teil im Darm statt. Die Nervenzellen im Bauchraum nehmen Informationen auf, verarbeiten diese und geben sie weiter. Dabei arbeitet das Bauchhirn weitgehend unabhängig vom Gehirn: Es sendet weitaus mehr Signale zum Kopfhirn, als es von dort empfängt. 90 % des Informationsaustauschs verlaufen vom Bauch zum Gehirn und werden dort ausgewertet und gespeichert. Umgekehrt sind es nur 10 %. Daher ist es verständlich, wenn belastende Ereignisse unsere Verdauung beeinträchtigen können und sich Befindlichkeitsstörungen (z.B. Bauchschmerzen, Völlegefühl) einstellen. Emotionale Erfahrungen können sich hier in diesem zweiten Gehirn im Verdauungstrakt festsetzen. Und man geht davon aus, dass die Darmflora in einer Wechselwirkung mit diesen Nervenzellen steht. Somit ist der Darm auch eine Schaltzentrale für „Glück" und Wohlbefinden.

Tipp:

Entspannung ist auch für den Bauch wichtig. Nicht selten kommen Verdauungsbeschwerden wie z.B. Blähungen, Durchfall, Verstopfung von einem „gestressten" Darm. „Weniger" (Stress) ist daher auch für den Darm oft „mehr".

Die Gesundheit hängt von der Darmflora ab

Die Darmbakterien (auch Darmflora genannt), die auf unserer Darmschleimhaut leben, sind für unsere Gesundheit grundsätzlich unentbehrlich. Ohne sie wäre unser Immunsystem lahmgelegt, wir würden uns jede Menge Infektionen zuziehen und könnten schließlich nicht überleben. Wie schafft es nun diese Bakterienpolizei, uns die Krankheitserreger vom Leib zu halten? Da sind zunächst einmal die dicht an dicht platzierten „Wohnräume" – die Darmbewohner überziehen die Darmschleimhaut wie ein dichter Rasen und erschweren damit das Einnisten von krankmachenden Keimen. Damit üben die Keime eine wichtige Barrierefunktion aus. Zudem produzieren die Darmbakterien aber auch noch „biologische Waffen", die den Krankheitserregern das Leben erst so richtig schwer machen. Sie stellen z.B. Säuren (etwa Milchsäure) her und erhöhen damit den Säuregrad im Darm. Damit schaffen die „guten" Bakterien ein Milieu, in dem sie sich so richtig wohlfühlen – und fremden Gästen das Wachstum erschweren.

Die im Darm vorhandenen Abwehrzellen stehen dabei mit den Immunspezialisten anderer Gewebe im Körper in Verbindung, und somit sind die Darmbewohner für die Schlagkraft der Körperabwehr insgesamt von Bedeutung. So kommunizieren die Abwehrstrategen des Darms z.B. mit den Schleimhäuten der Atemwege oder der Harnwege.

Daher ist auch die Aussage „Der Tod sitzt im Darm" von berühmten Ärzten und Immunologen, wie z.B. dem österreichischen Fastenarzt F.X. Mayr, nachvollziehbar.

Die Darmflora hat viele Aufgaben (Beispiele)

- Immunabwehr
- Schutz vor Fremdbesiedlung (z.B. krankmachende Bakterien)
- Versorgung der Darmschleimhaut mit Nährstoffen
- Entgiftung
- Mithilfe bei der Verdauung
- Herstellung krebsschützender Stoffe (Darmkrebs)
- Schutz vor Allergien und Entzündungen

Die „guten" Darmbakterien haben es heutzutage nicht leicht

Das empfindliche Gleichgewicht in unserem Darm kann durch eine Reihe von Faktoren gestört werden. Hier sind vor allem die Antibiotika zu nennen, die zwar manchmal nötig sind, aber den Nachteil haben, auch die „guten" Darmbakterien abzutöten. Im Allgemeinen werden diese Medikamente, das haben Untersuchungen gezeigt, zu häufig verordnet. Sie „mähen" den Bakterienrasen auf der Darmschleimhaut ab, und damit leidet auch die Schlagkraft des Immunsystems, die durch die „guten" Bakterien maßgeblich mitbestimmt wird. In der Folge können sich noch rascher neue Infektionen einstellen, die dann häufig erneut mit Antibiotika behandelt werden. Ebenso kann unser Darm leiden, wenn andere Medikamente (z.B. Kortison) zur Anwendung kommen. Auch Stress und die falsche Ernährung (ballaststoffarm, zucker- und fettreich) können sich nachteilig auf die Aktivität des Darms und seiner Bewohner auswirken. Ist eine solche Störung erst einmal längerfristig vorhanden, können sich Folgebeschwerden (z.B. Verstopfung, Infektionen mit Durchfall, Entzündungen, Allergien, Abwehrschwäche, Pilzbefall) breit machen.

Diese Faktoren stressen die Darmflora

- Medikamente
- Entzündungen
- Ballaststoffarme Ernährung
- Nahrungsgifte
- Lebensmittelzusatzstoffe
- Genussmittel
- Infektionen (z.B. Durchfallerreger)
- (Di)stress, psychische Belastungen

Probiotika können bei vielen Krankheiten hilfreich sein

Probiotika sind lebende, „gute" Bakterien, die natürlicherweise im Darm vorkommen und sich günstig auf die Darmaktivität auswirken. Zu den wichtigsten Vertretern probiotischer Keime zählen Milchsäurebakterien wie z.B. die diversen Laktobazillen und die Bifidobakterien. Diese können die Darmbakterien in ihren Aufgaben unterstützen und die allgemeine Gesundheit fördern. So können Probiotika dabei helfen, ein z.B. durch Antibiotika gestörtes Gleichgewicht im Darm wiederherzustellen und dafür sorgen, dass sich die fehlenden „guten" Darmkeime wieder ansiedeln. Probiotika unterstützen die körpereigene Abwehr und beugen Fehlbesiedlungen im Darm und den daraus resultierenden Beschwerden vor. Es gibt Hinweise aus wissenschaftlichen Studien, dass probioti-

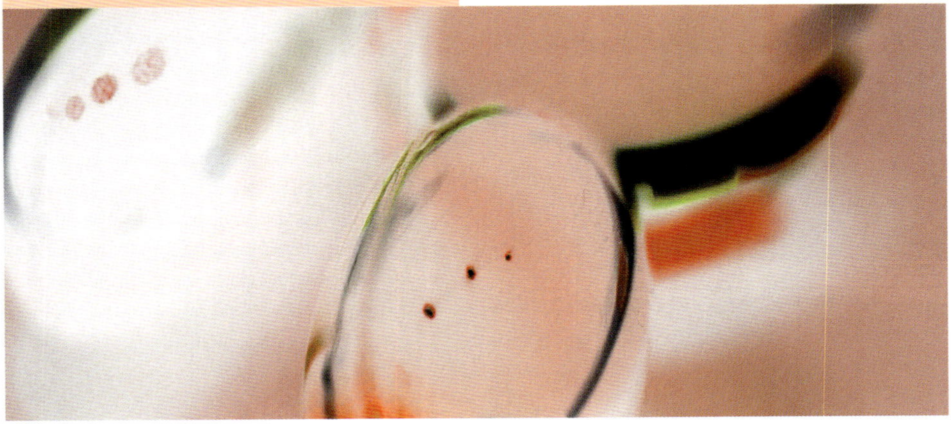

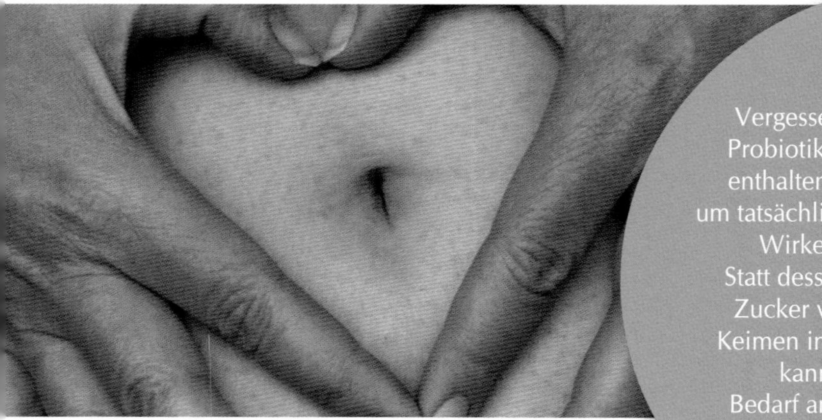

Tipp:

Vergessen Sie Milchprodukte mit Probiotika aus dem Kühlregal. Sie enthalten häufig zu wenig Keime, um tatsächlich gesundheitsfördernde Wirkeffekte zeigen zu können. Statt dessen sind sie meist mit viel Zucker versetzt, was den „guten" Keimen in unserem Darm schaden kann. Bei therapiebedingtem Bedarf an Probiotika sollten diese hochdosiert in Kapseln oder Pulver zur Anwendung kommen.

sche Keime das Allergierisiko bei Kindern deutlich (um 50 %) senken können. Zur Vermeidung von Durchfallerkrankungen (z.B. auf Reisen) liegen ebenfalls positive Untersuchungsergebnisse vor. Empfehlenswert ist es daher, bereits ein oder zwei Wochen vor einer Reise in wärmere Gegenden täglich Probiotika zuzuführen und diese auch während der Reise anzuwenden. Auch eine bestehende Laktoseunverträglichkeit kann mit Hilfe von probiotisch wirksamen Bakterien verbessert werden. Ebenso werden die „guten" Bakterien auch bei Reizdarmbeschwerden, bei häufig auftretenden Harnwegsinfekten oder auch bei Pilzerkrankungen der Scheide mit Erfolg angewandt. Die positive Wirkung probiotischer Keime ist durch die gleichzeitige Gabe von „Bakterienfutter" wie z.B. Inulin steigerbar. Durch die kombinierte Anwendung aus Probiotika und Präbiotika (Ballaststoffe wie Inulin) können sich die guten Darmbakterien optimal vermehren und im Darm ansiedeln.

Bei diesen Erkrankungen kann die Anwendung probiotischer Keime empfehlenswert sein (Beispiele)

- Abwehrschwäche
- Allergie
- Darmentzündung
- Darmschleimhautschwäche
- Durchfallerkrankung
- Fehlbesiedlung des Darmes
- Harnwegsinfekte
- Laktoseunverträglichkeit
- Neurodermitis
- Reizdarm
- Scheidenpilzinfektionen
- Verstopfung

Chondroprotektiva – damit laufen die Gelenke wie geschmiert

Unsere Gelenke müssen täglich Höchstleistung vollbringen

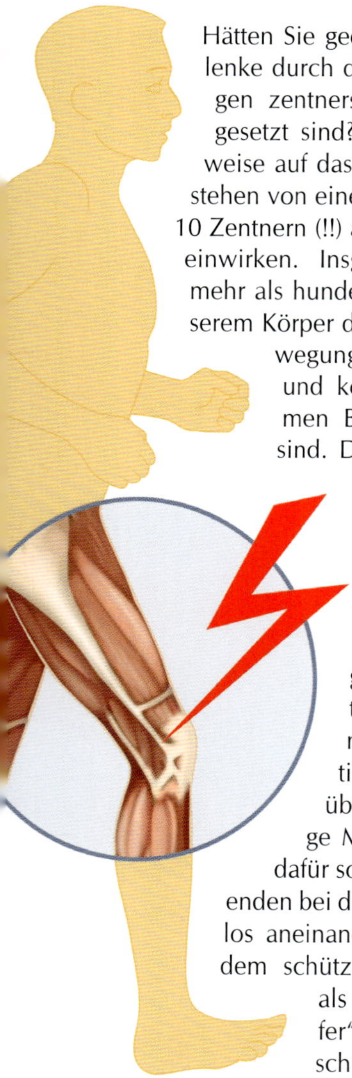

Hätten Sie gedacht, dass unsere Gelenke durch die täglichen Bewegungen zentnerschweren Kräften ausgesetzt sind? So können beispielsweise auf das Kniegelenk beim Aufstehen von einem Stuhl Kräfte von ca. 10 Zentnern (!!) auf den Gelenkknorpel einwirken. Insgesamt sind es weit mehr als hundert Gelenke, die in unserem Körper die verschiedensten Bewegungsabläufe ermöglichen und koordinieren und enormen Belastungen ausgesetzt sind. Damit diese Scharnier-, Hebel- oder Stoßbewegungen reibungslos ablaufen können, muss das Gelenk entsprechend ausgestattet sein. Die am gesunden Gelenk beteiligten Knochen sind mit einer glatten, elastischen Knorpelschicht überzogen, die nur wenige Millimeter dick ist und dafür sorgt, dass die Knochenenden bei der Bewegung problemlos aneinander vorbeigleiten. Zudem schützt das Knorpelgewebe als eine Art „Stoßdämpfer" die Knochen vor Erschütterungen. Zwischen den beiden Knochenenden befindet sich die Gelenkschmiere, eine zähe Flüssigkeit, die wichtige Nährstoffe für das Knorpelgewebe liefert. Diese Nährstoffversorgung ist von größter Wichtigkeit, da das Knorpelgewebe selbst nicht an die Blutversorgung angeschlossen ist und daher nicht über den Blutfluss ernährt werden kann. Bei jeder Bewegung wird frische, nährstoffreiche Gelenkschmiere in den Gelenkspalt gepresst und verbrauchte wieder abtransportiert. Ohne Bewegung „verhungert" der Knorpel – seine Funktionsfähigkeit wird eingeschränkt. Für die Gesunderhaltung der Gelenke ist daher die Bewegung absolut notwendig.

Arthrose – weit verbreitet, nicht nur im Alter!

Haben auch Sie hin und wieder mit geringfügiger Morgensteifigkeit im Knie zu kämpfen, mit Hüftproblemen oder mit Gelenkbeschwerden beim Joggen – mit schmerzhaften Zuständen, die sich im Ruhezustand wieder legen? Dann leiden vielleicht auch Sie unter Abnutzungserscheinungen, Gelenkverschleiß – unter der medizinischen Bezeichnung Arthrosis deformans (kurz: Arthrose) bekannt. Arthrosen zählen zu den häufigsten Erkrankungen des Bewegungsapparates, wobei vornehmlich das Knie, das Hüftgelenk, aber auch die Wirbelsäule und das Schultergelenk betroffen sein können. Zu den unangenehmen Begleiterscheinungen der Erkrankung gehören Bewegungseinschränkungen und Schmerzen. Das Älterwerden ist der größte „Feind" für unsere Gelenke, denn mit zunehmendem Alter erfolgt eine Abnutzung der feinen, gelenkschützenden Knorpelschicht. Sie wird dünner, rau und rissig und verliert an Elastizität. Dieser Prozess kann bereits ab dem 30. Lebensjahr beginnen, ohne dass der Betroffene etwas merkt. Bei älteren Menschen, jenseits des 60. Lebensjahres, gibt es kaum noch jemanden mit völlig gesunden, intakten Gelenken. Falsche Gelenkbelastungen (z.B. durch Fehlstellungen der Beine) können den Verschleißvorgang zusätzlich fördern. Auch Sportverletzungen, die in jungen Jahren auftreten können, bergen die Gefahr einer frühzeitigen Arthrose. Und schließlich ist ein längerfristig bestehendes Übergewicht ein Risikofaktor für den vorzeitigen Knorpelabrieb. Jedes überschüssige Kilogramm belastet die Gelenke bei jeder Bewegung zusätzlich. Ist die Knorpelschicht schließlich nahezu gänzlich zerstört, wird die Knochensubstanz angegriffen. Als Ersatz für die fehlende Masse bildet der Knochen minderwertige Auswüchse, die schmerzhaft aneinander reiben und den Gelenkspalt verkleinern. Fehlstellungen oder Versteifung der betroffenen Gelenke können die Folge dieser Gesamtentwicklung sein. Häufig wird im Endstadium zu einem künstlichen Gelenkersatz geraten. So weit sollten Sie es nicht kommen lassen und am besten frühzeitig bei bereits beginnender Arthrose die Gelenke mit Chondroptotektiva (Knorpelschutzstoffen) unterstützen.

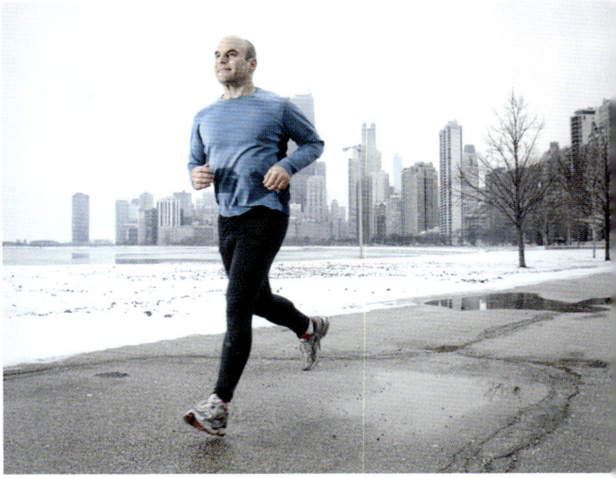

Mögliche Ursachen für Arthrose

- Alter
- Erbliche Veranlagung
- Entzündungsvorgänge (rheumatoide Arthritis)
- Fehlstellungen (Hüftgelenkdysplasie/ Hüftgelenkluxation, X- und O-Beine, jugendliche Hüftkopflösung)
- Hormonmangel (Frauen)
- Infektionen (Zecken, Streptokokken, Viren)
- Mikrotraumen
- Stoffwechselstörungen (Diabetes mellitus, Gicht, Pseudogicht)
- Überbelastungen im Beruf und beim Sport
- Übergewicht
- Unfälle mit Gelenkverletzungen und Knorpelbrüchen

Im Knorpel tut sich was

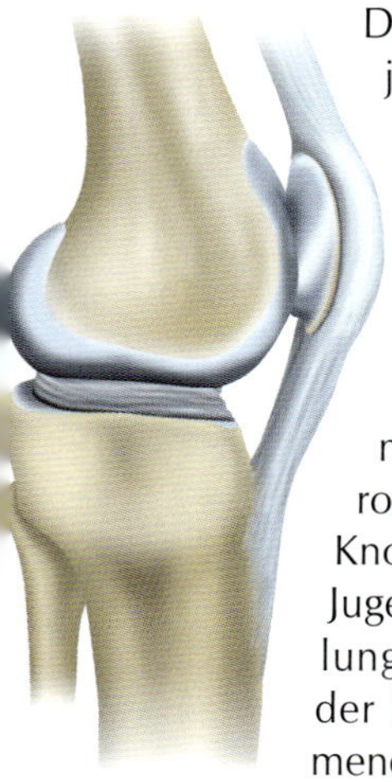

Der Gelenkknorpel zeigt sich in jungen Jahren als bläulich-weiß schimmerndes und leicht dehnbares elastisches Stützgewebe. Obgleich das Knorpelgewebe glatt und einheitlich erscheint, ist es aus mehreren Strukturen zusammengesetzt. Da sind zunächst die Knorpelzellen (Chondrozyten) zu erwähnen, die für das Knorpelwachstum im Kinder- und Jugendalter zuständig sind. Die Teilungs- und Vermehrungsfähigkeit der Knorpelzellen nimmt mit zunehmendem Alter ab. Etwa ab dem 20. Lebensjahr erfolgt kaum noch eine Regeneration dieser Knorpelbausteine. Deren Aktivität kann auch durch eine Reihe äußerer Faktoren (z.B. Stress, mechanische und chemische Einflüsse, Vitalstoffe, Hormone) positiv oder negativ beeinflusst werden. Weiterhin haben diese Zellen die Aufgabe, die Knorpelgrundsubstanz (Matrix), welche den Hauptanteil der Knorpelmasse darstellt, zu bilden. Diese Matrix besteht zum größten Teil (bis zu 80 %) aus Wasser. Die restlichen 20 % setzen sich aus Eiweiß (Kollagen) und Eiweiß-Zucker-Verbindungen (Proteoglykane) zusammen, die das „Wasserkissen" festigen, verstärken und maßgeblich an der Elastizität und den Stoßdämpfereigenschaften des Knorpels beteiligt sind. Mit zunehmendem Alter nutzt sich die knochenschützende Gelenkknorpelschicht ab; der ehemals glatte, glänzende Knorpel wird äußerlich matt, rau und rissig. Aber auch die Knorpelzusammensetzung verändert sich: Die elastizitätsverleihenden Zucker-Eiweiß-Verbindungen werden abgebaut und knorpelzerstörende Enzyme freigesetzt.

Gesunderhaltung und Regeneration mit Knorpelschutzstoffen

Wichtige Vertreter dieser Proteoglykane und damit natürliche Bestandteile des Knorpels sind Glucosamin- und Chondroitinsalze. Diese sind für die Erhaltung der Knorpelschicht und die Beweglichkeit unverzichtbar. Da die Konzentration dieser Eiweiß-Zucker-Verbindungen mit zunehmendem Alter deutlich abnimmt, erscheint eine Zufuhr „von außen" sinnvoll. Dabei ergänzen sich die beiden Naturstoffe sehr gut. Glucosamin(hydrochlorid, -sulfat) regt die Knorpelzellen zur Produktion von Kollagen und anderen Knorpelsubstanzen an und fördert damit die Erhaltung der Elastizität und der Spannkraft des Knorpels. Chondroitinsulfat wirkt als „Flüssigkeitsmagnet" und sorgt dafür, dass genügend Wasser in den Knorpel eingelagert wird und dieser damit seine schwammartigen Stoßdämpfereigenschaften nicht verliert. Zudem bremsen die Knorpelstoffe „knorpelabbauende" Enzyme und wirken damit dem weiteren Gelenkverschleiß entgegen. Auch eine schmerzreduzierende Wirkung durch die Anwendung dieser Substanzen ist bekannt. Aus wissenschaftlichen Untersuchungen liegt eine Reihe von Hinweisen auf einen positiven Einfluss durch die Anwendung der Knorpelstoffe vor. Es konnte eine Verbesserung der Beweglichkeit, eine Verminderung von Schwellungen und Schmerzen der von Arthrose betroffenen Gelenke und auch das Einsparen von klassischen Schmerzmitteln gezeigt werden. Allerdings handelt es sich hier um einen zeitverzögerten Wirkungseintritt: Die beiden Knorpelstoffe wirken nicht „über Nacht" – es kann schon ein paar Tage dauern, bis eine spürbare Verbesserung der Beschwerden auftritt. Ergänzend sollte hier erwähnt werden, dass die Wirkung der Knorpelstoffe durch die gleichzeitige Gabe von Spurenelementen wie z.B. Mangan optimiert werden kann. Auch Vitamin C unterstützt die Gesunderhaltung des Knorpels, denn es wird für die Synthese von Kollagen benötigt.

So kann Glucosamin-hydrochlorid/-sulfat bei Arthrose helfen

- Anregung der Knorpelregeneration
- Entzündungshemmung
- Hemmung knorpelabbauender Enzyme
- Hilfe zur Einsparung von klassischen Schmerzmitteln
- Normalisierung des Gelenkstoffwechsels
- Schmerz- und Schmerzmittelreduktion

So kann Chondroitinsulfat bei Arthrose helfen

- Anregung der Knorpelregeneration
- Verbesserung der Nährstoffversorgung
- Wichtig für „Stoßdämpfereigenschaft" des Knorpels
- Wirkt Knorpelabbau entgegen
- „Wasserspeicher"
- Schmerz- und Schmerzmittelreduktion

Hyaluronsäure – wichtige Kittsubstanz im Knorpelgewebe

Die Hyaluronsäure ist ebenfalls für die Funktionsfähigkeit der Gelenke von Be-

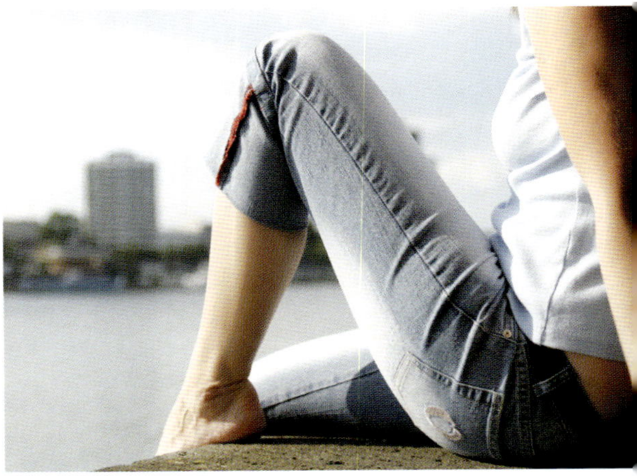

deutung. Sie ist auch Bestandteil unserer Bandscheiben sowie des gelenkumgebenden, stützenden Bindegewebes. Die Hyaluronsäure kann enorme Mengen an Wasser binden und ist z.B. für die Gleitfähigkeit des Knorpels wichtig. Gleichzeitig hilft sie, Belastungen und Druck am Gelenk abzufedern. Als Kittsubstanz ist sie für die Vernetzung der Eiweiß-Zucker-Fraktionen im Knorpel und für dessen Stabilität notwendig. Sie ist auch ein wichtiger Bestandteil der Gelenkschmiere, die mit zunehmendem Alter in immer geringer werdenden Konzentrationen vom Körper gebildet wird. Auch die körpereigene Herstellung der Hyaluronsäure selbst lässt im Lauf des Lebens nach. Somit kann der Bedarf an Hyaluronsäure mit zunehmendem Alter und/oder bereits bestehenden Abnutzungserscheinungen des Knorpels ansteigen. Die Hyaluronsäure kann sich bei Arthrose günstig auswirken und die Beweglichkeit sowie die Lebensqualität der Betroffenen verbessern. Empfehlenswert ist die kombinierte Anwendung aus Glucosamin-, Chondroitinsalzen und Hyaluronsäure, denn das sind die tragenden Stoffe des Knorpels, die zusammen angewendet eine optimierte Wirkung versprechen.

MSM – der schwefelhaltige Schmerzkiller

Die heilende Wirkung von Schwefel bei bestehenden Gelenkerkrankungen ist seit Jahrtausenden bekannt. So brachte beispielsweise Agamemnon, der Führer der Griechen im Trojanischen Krieg, seine verwundeten Soldaten zu den schwefelhaltigen heißen Quellen in die Nähe von Izmir in der Türkei. Auch Mozart und Beethoven schätzten die wohltuende Wirkung heißer Quellen in Österreich. Napoleon I. und Enrico Caruso suchten italienische Schwefelbäder für ihre Gelenkbeschwerden auf. Heutzutage gilt, trotz aller moderner Therapiemöglichkeiten für Gelenkerkrankungen, schwefelhaltigen heißen Quellen ein besonderes Interesse. Schwefel wird für den Aufbau von Eiweißbausteinen im Knorpel benötigt. Er scheint aber auch eine Rolle bei der Vernetzung der Proteoglykane zu spielen. Häufig ist der Bedarf an Schwefel bei Gelenkerkrankungen erhöht. MSM (= Methylsulfonylmethan) ist ein Naturstoff, der organisch gebunden Schwefel liefert. Die Substanz mit dem chemisch klingenden Namen kommt natürlicherweise in bestimmten Lebensmitteln wie z.B. Milch, Tomatenmark, Tee und anderen Lebens- bzw. Genussmitteln vor. Demzufolge befinden sich Spuren von MSM auch in unseren Körperflüssigkeiten. Eine Reihe von Untersuchungen, die größtenteils in den USA durchgeführt wurden, belegen eine positive, vor allem schmerzmindernde Wirkung durch diesen schwefelhaltigen Naturstoff. Die Steifigkeit betroffener Gelenke konnte durch die Anwendung von MSM gemindert und die Beweglichkeit – letztlich durch den Rückgang der Schmerzen – verbessert werden. Das führt letztlich auch zur Optimierung der Nährstoffsituation im Knorpel.

Vitalpilze – moderne Forschung trifft auf traditionelle Volksheilkunde

Wichtiger Bestandteil der TCM

In der Volksheilkunde und in der traditionellen chinesischen Medizin (TCM) nehmen die Pilze seit Jahrtausenden eine wichtige Rolle ein. So werden sie in der asiatischen Medizin schon seit mehr als 3000 Jahren als Kräftigungsmittel und zur Vorbeugung bzw. Behandlung einer Vielzahl von Krankheiten eingesetzt. Das Prinzip der TCM beruht auf der Harmonisierung von „Yin" und „Yang", die ein wichtiges Prinzip der chinesischen Philosophie darstellen. Beide stehen im Gleichgewicht, und nur wenn die Balance zwischen diesen beiden Zuständen gewahrt ist, bleiben wir gesund. Im Krankheitsfall kommt es zu einem Ungleichgewicht zwischen Yin und Yang, welches es zu regulieren gilt. Vitalpilze können hierbei einen wesentlichen Beitrag leisten, indem sie z.B. die Selbstheilungskräfte anregen und dazu beitragen, dass sich das natürliche Gleichgewicht in den Organen wiederherstellt.

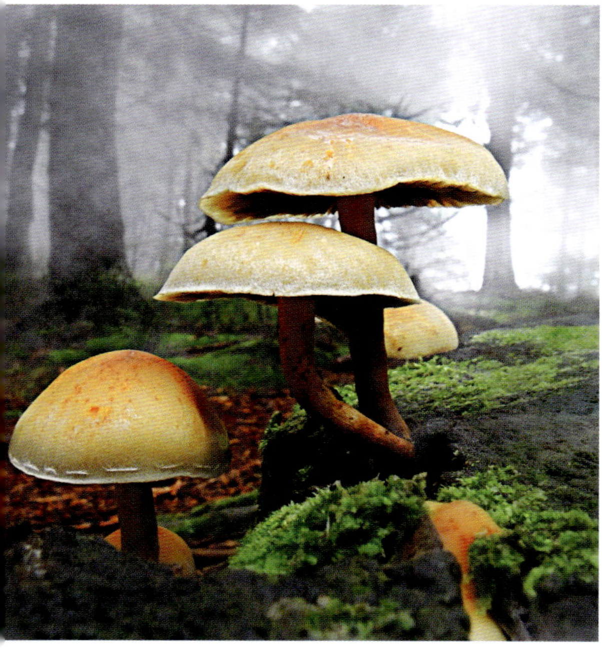

Auch „Ötzi" hatte schon Heilpilze im Gepäck

Vitalpilze wurden in einem bereits im 2. Jahrhundert vor Christi Geburt veröffentlichten Werk zur Behandlung einer Reihe von Erkrankungen – neben den Kräutern – mit aufgeführt. Aber auch in Europa wusste man schon vor Tausenden von Jahren um die Heilwirkung diverser Pilze. Interessant ist in diesem Zusammenhang die Tatsache, dass die vor Jahren aufgefundene Gletschermumie „Ötzi" getrocknete Pilze bei sich trug. Man vermutet, dass der „Mann aus dem Eis", der vor etwa 5300 Jahren lebte, den Birkenporling, den man in seinem Lederbeutel fand, als Mittel gegen Darmparasiten und Würmer und den Zunderschwamm zur Blutstillung bei Verletzungen mit sich führte. In der Antike waren es berühmte Ärzte und Naturwissenschaftler wie beispielsweise Dioskurides oder Galenos, die Pilze in der von ihnen praktizierten Heilkunde z.B. bei Magen- oder Harnwegsbeschwerden oder bei Verletzungen und Vergiftungen anwandten. Während im Mittelalter und in den Jahrhunderten danach die Pilze in der Klosterheilkunde eine wesentliche Rolle spielten und in berühmten Kräuterbüchern ihren Niederschlag fanden, verlor sich ihre Bedeutung im Zuge der „modernen Medizin" mehr und mehr.

Moderne Mykotherapie mit Vitalpilzen

Das Interesse stieg in der westlichen Welt vor allem durch diverse Forschungsaktivitäten und wissenschaftliche Kongresse, die in der zweiten Hälfte des 20. Jahrhunderts weltweit stattfanden, wieder an. Durch eine Vielzahl an wissenschaftlichen Untersuchungen gelang es, die vielfältig positiven Wirkungen der Hutwesen zu erforschen, wobei sich die meisten Studien mit der immunmodulierenden Wirkung und der Anwendung der Vitalpilze bei Krebs befassen. In den vergangenen Jahren hat die praktische Anwendung von Pilzen – begleitend im Rahmen von Erkrankungen – einen extremen Aufschwung genommen. Die Forschungserkenntnisse zur Wirksamkeit der Pilze konnten somit deutlich erweitert werden. Die Mykotherapie bildet inzwischen ein festes Standbein in der westlichen Naturheilkunde. Man spricht auch von „Heilpilzen" („medical mushrooms"), die eine vielfältig positive Wirkung auf den Körper ausüben können. Für diese werden die interessanten Inhaltsstoffe, speziell die verschiedenen bioaktiven Pflanzeninhaltsstoffe, verantwortlich gemacht.

Mögliche Wirkungen von Vitalpilzen

- Antibakterielle und antivirale Wirkung
- Antioxidative Wirkung (Schutz gegen freie Radikale)
- Blutzuckersenkende Wirkung
- Durchblutungsfördernde Wirkung
- Entgiftende Wirkung
- Entzündungshemmende Wirkung
- Immunmodulierende Wirkung
- Leberzellschutz
- Positive Beeinflussung des Fettstoffwechsels
- Positiver Einfluss auf den erhöhten Blutdruck
- Stärkung der Knochen
- Stressminderung
- Verbesserung der körpereigenen Tumorüberwachung
- Verbesserung der Verträglichkeit von Chemo- und Strahlentherapie

Einzigartig: Vitalpilze haben besondere Inhaltsstoffe

Pilze enthalten – je nach Art – unterschiedliche und zum Teil beträchtliche Konzentrationen an Vitaminen (z.B. Vitamin B_1, B_2, Niacin), Mineralstoffe wie z.B. Kalium oder auch Spurenelemente wie Selen, Eisen, Kupfer, Mangan und Zink. Besonders erwähnenswert ist auch das Element Germanium, welches die Verwertung von

Sauerstoff optimiert und eine entgiftende Wirkung besitzt. Während Germanium ansonsten in Lebensmitteln kaum vorkommt, enthalten Vitalpilze wie beispielsweise der Glänzende Lackporling (Reishipilz) oder der Igelstachelbart (Hericium erinaceus) nennenswerte Mengen an diesem – inzwischen auch in der Krebstherapie – geschätzten Spurenelement.

So richtig interessant sind die Vitalpilze vor allem durch ihre bioaktiven Pflanzeninhaltsstoffe. Diese können – wie zahlreiche Untersuchungen gezeigt haben – vielfältig positive und gesundheitsfördernde Wirkungen entfalten. Hier sind z.B. die Terpene zu nennen, eine Gruppe von natürlich vorkommenden Verbindungen, die u.a. als Aromastoffe oder auch Bitterstoffe in den Vitalpilzen enthalten sind und eine entzündungs- und keimhemmende Wirkung gegen Bakterien und Viren besitzen. Von Bedeutung sind hier beispielsweise die Triterpene, die besonders reichlich im „Reishi"-Pilz vorkommen und einen positiven Einfluss auf das Blutgefäßsystem, den Fettstoffwechsel und das Immunsystem ausüben können. Auch eine schmerzstillende Wirkung wird diesen Stoffen nachgesagt. Weiterhin sind sie derzeit in Bezug auf eine krebsschützende Wirkung in der Diskussion.

Besondere Schutzstoffe für unseren Körper

Im Fokus der Forschung stehen derzeit auch die Lektine, eine Gruppe von Eiweißstoffen, die sich gerne mit bestimmten Kohlenhydraten verbinden und das Immunsystem „auf Trapp" bringen. Auffallend ist, dass eine Reihe der derzeit bekannten Strukturen aus den Vitalpilzen (z.B. auch Nukleinsäurekomplexe, Sterole) eine krebshemmende Wirkung besitzt, die einen wertvollen Beitrag zur Risikosenkung für die Entstehung von Tumorerkran-

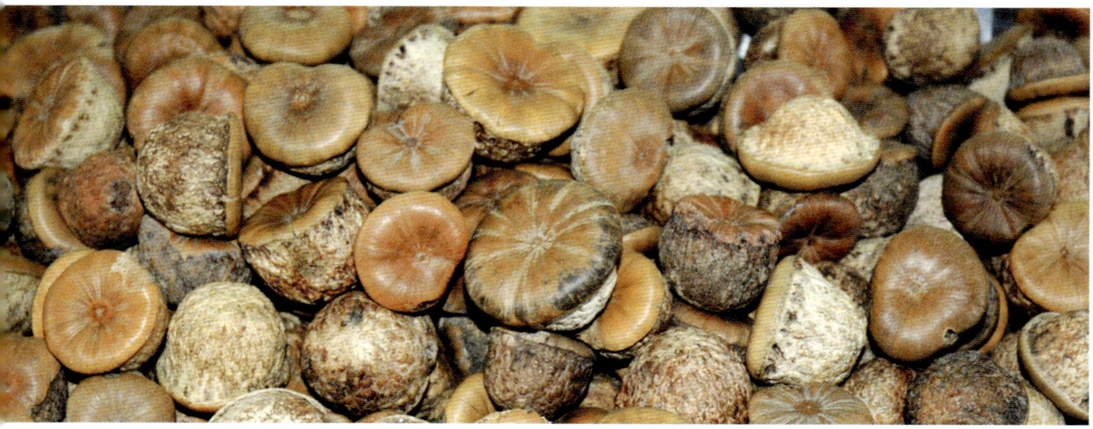

kungen leisten kann. Weiterhin konnte eine schwefelhaltige Aminosäure, die unter dem Namen Ergothionein bekannt ist, in diversen Vitalpilzen (z.B. in Shiitake) nachgewiesen werden. Dieser Proteinbaustein weist u.a. eine antioxidative Wirkung auf und kann somit im Körper als Schutzstoff gegen schädliche freie Radikale, die an der Entstehung zahlreicher Erkrankungen (wie Herz-Kreislauf-Erkrankungen, Krebs, Rheuma, Nervenkrankheiten) mitbeteiligt sind, fungieren. Und schließlich sind auch noch die Nukleinsäurekomplexe zu erwähnen, wie sie beispielsweise im Shiitake-Pilz anzutreffen sind. Deren interessanter Vertreter – der Wirkstoff Eritadenin – kann zur Senkung eines erhöhten Cholesterinspiegels beitragen und wirkt blutverdünnend. Darüber hinaus gibt es noch eine Reihe weiterer – teilweise unerforschter – Pilzinhaltsstoffe, auf deren Wirkeffekte wir gespannt sein dürfen.

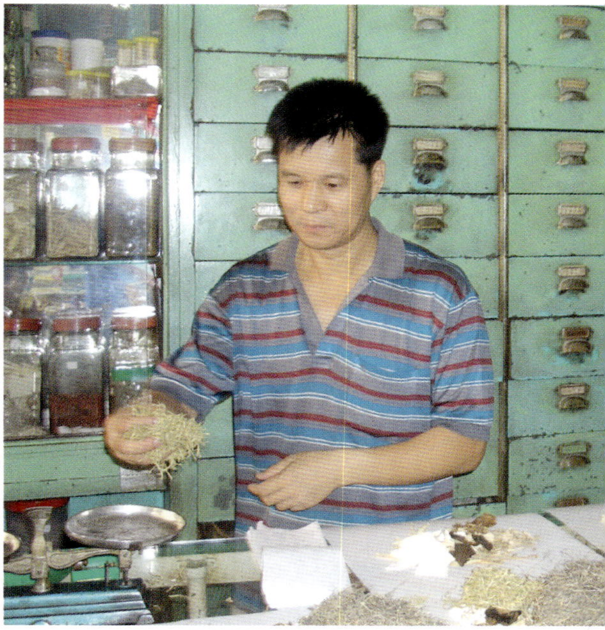

β-Glucane – „Frischekick" für das Immunsystem und „Waffen" gegen Krebs

Zu den Inhaltsstoffen mit biologischer Aktivität und besonders spannendem Wirkungsprofil zählen die in diversen Vitalpilzen – vor allem in den Zellwänden – vorkommenden β-Glucane. Dabei handelt es sich um Kohlenhydrate mit bestimmter Verknüpfung der einzelnen Bausteine ((1→3),(1→6)-β-D-Glucane), die – wie verschiedene wissenschaftliche Untersuchungen gezeigt haben – im Bereich der Tumorüberwachung eine besondere Schutzwirkung aufweisen können. Diese ist in erster Linie auf die abwehrstärkenden Wirkeffekte der Glucane zurückzuführen. Tatsächlich haben diese Vielfachzucker (Polysaccharide) einen großen Einfluss auf die Funktionsfähigkeit des Immunsystems und können die komplexen Abwehrreaktionen in vielerlei Hinsicht unterstützen. So „pushen" die Glucane beispielsweise die „Killerzellen" des Immunsystems. Diese haben die Aufgabe, Tumorzellen, die tagtäglich in unserem Körper entstehen, aufzuspüren und zu vernichten. Daher werden die β-Glucane auch als „Antitumorpolysaccharide" bezeichnet. Aber auch andere Komponenten unseres

Abwehrsystems erhalten durch diese Substanzen einen „Frischekick". So werden beispielsweise die Fresszellen, die für die Erkennung und Entsorgung von Krankheitserregern zuständig sind, aktiviert oder die Bereitstellung von wichtigen Abwehrstoffen (z.B. Immunglobuline) durch diese „Immunbooster" gefördert. Dabei sind diese speziellen Vielfachzucker grundlegend in der Lage, eine ausgleichende Wirkung auf das Immunsystem auszuüben. Daher bezeichnet man diese Kohlenhydrate mit spezieller Struktur auch als „Biological response modifiers". Somit können die β-D-glucanhaltigen Pilze (z.B. Shiitake) sowohl bei einer geschwächten Abwehr als auch bei einer überschießenden Immunreaktion (z.B. bei Allergien) angewendet werden. Man spricht daher von der „Immunmodulation" durch diese Polysaccharide.

Bioaktive Pflanzeninhaltsstoffe in Vitalpilzen (Beispiele) und ihre möglichen Wirkungen

Inhaltsstoffe	Mögliche Wirkungen im menschlichen Körper
Antioxidantien (z.B. Ergothionein)	Zellschutz, Schutz vor freien Radikalen
Aromastoffe	Förderung der Verdauung
Enzyme (z.B. Superoxiddismutase)	Stoffwechsel, Schutz vor freien Radikalen
Fettsäuren	Bildung von Gewebshormonen, Gesunderhaltung der Blutgefäße
Lektine	Stärkung der Abwehrkraft, Verbesserung des Krebsschutzes
Nukleinsäurekomplexe (z.B. Eritadenin)	Verbesserung des Krebsschutzes, günstiger Einfluss auf den Fettstoffwechsel, Blutverdünnung
Polyphenole	Entzündungshemmung, Keimhemmung
Polysaccharide (1→3),(1→6)-β-D-Glucane	Immunmodulation, Verbesserung des Krebsschutzes, Entzündungshemmung, Förderung der Wundheilung
Terpene	Antibakterielle, antivirale, entzündungshemmende, antiallergische Wirkung, Leberschutz

Cordyceps sinensis – „Winterwurm-Sommergras" für mehr Power

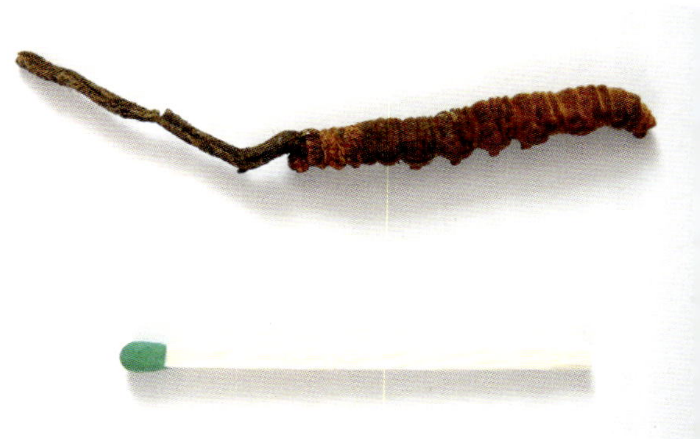

Dieser Pilz fällt vor allem durch seinen kuriosen Lebenszyklus auf, was letztendlich auch namensgebend für diesen „teuersten aller teuren Pilze" war. Im Winter befällt und durchwuchert er die Larven (Raupen) einer bestimmten Schmetterlingsart und verdaut deren Leib, bis auf einzelne Teile der Hülle von den kleinen und unter der Erde lebenden Raupen nichts mehr übrig ist. Im Frühjahr treiben dann aus diesen Überresten die keulenartigen Fruchtkörper. Die Chinesen bezeichnen diesen Pilz, der (noch) teurer ist als die für ihren hohen Kaufpreis bekannten Trüffel, als „Winterwurm-Sommergras". Begehrt ist dieser Pilz nicht etwa wegen seines Geschmacks, sondern wegen seiner bekannten vitalisierenden und energetisierenden Wirkung. In der traditionellen chinesischen Medizin und in der tibetischen Volksmedizin wird der Raupenpilz seit Jahrhunderten als „medizinische Essenz" bei einer Vielzahl von Krankheitsbildern, wie z.B. Lungenerkrankungen, Blutarmut, Gelenkbeschwerden, Depressionen und Erschöpfungszustände, eingesetzt. Seine Heilkraft wird vielfach mit dem Ginseng verglichen. In jüngster Zeit konnten durch eine Reihe von Studien und Beobachtungen die vielfältig positiven Wirkungen des Cordyceps sinensis bestätigt werden. Aufsehenerregend waren z.B. Erfolge im Bereich des Sports, die zum Teil auf die Anwendung des Raupenpilzes zurückzuführen waren. So stellten chinesische Läuferinnen bei den Landesmeisterschaften in Peking (1993) mehrere Weltrekorde auf, die mit der legalen Einnahme des Pilzextraktes in Verbindung gebracht wurden. Gleichzeitig wird von schnelleren Erholungsphasen zwischen den Trainingseinheiten berichtet. Möglicherweise sind für die leistungssteigernde Wirkung die Verbesserung der Durchblutung und die günstige Wirkung auf die Herzfunktion, die der Vitalpilz auslösen kann, von Bedeutung. Der verbesserte Blutfluss spielt vermutlich noch bei einem anderen Wirkeffekt des Pilzes eine wesentliche Rolle, nämlich bei dem positiven Einfluss auf die Spermienbildung und die Sexualfunktion. Dies wurde sowohl in tierexperimentellen Untersuchungen als auch in Humanstudien belegt. Verschiedenen Untersuchungen zufolge harmonisiert der Pilz den Hormonhaushalt und begünstigt die Freisetzung von Testosteron. Gleichzeitig dürfte hier die „Antistress-Wirkung", die der „Powerpilz" aufweist, von Bedeutung sein. Bekannt ist zudem seine günstige Wirkung auf die Atemwegsorgane und die Lungenfunktion. So hat sich der Pilz für „Luft und Liebe“ u.a. bei Husten und Entzündungen der Atemwege bewährt. Schließlich sollte in diesem Zusammenhang auch die Immunstimulation durch den Raupenpilz erwähnt werden, die u.a. auf Polysaccharide, Nukleinsäurederivate und andere bioaktive Wirksubstanzen zurückzuführen ist. Auch für seine leberschützende Wirkung ist der Raupenpilz bekannt, was in verschiedenen klinischen Untersuchungen belegt werden konnte.

Bekannte Wirkeffekte des Winterwurm-Sommergrases

- Förderung der Leistungssteigerung und Vitalität
- Verbesserung der Durchblutung und der Herzfunktion
- Stärkung der Atemwege
- Immunstimulation
- Positiver Einfluss auf die Stimmungslage
- Unterstützung für die Leber

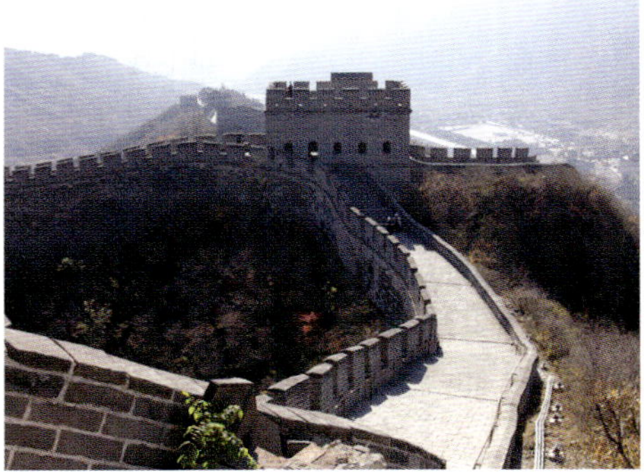

Coriolus versicolor – die wunderschöne und heilsame Schmetterlingstramete

Die Schmetterlingstramete (Coriolus versicolor) hat ihren Namen durch ihr auffallend schönes Erscheinungsbild: Der fächerförmige bzw. rosettenförmige Fruchtkörper schillert in vielen Farben und erinnert mit seinem seidigen Glanz an Schmetterlingsflügel. Leider ist der auch bei uns in Europa heimische Pilz in den Augen des „klassischen Pilzsammlers“ allenfalls zu Dekorationszwecken geeignet, denn genießbar ist der auf totem Holz wachsende Pilz nicht. Dabei ist dieser Holzbewohner in Asien, wo er unter dem Namen „Wolkenpilz“ bekannt ist, einer der vielversprechendsten Heilpilze, die in der Volksheilkunde Chinas u.a. seit Jahrhunderten als Mittel gegen infektiös bedingte Erkrankungen durch Viren oder Bakterien eingesetzt werden. Bei entzündlichen Prozessen, Hauterkrankungen und Leberleiden ist der Pilz ebenfalls in praktischer Anwendung. Besonders auf sich aufmerksam gemacht hat er durch seine immunstärkende Wirkung, die für gesunde und kranke Personen (z.B. Krebspatienten) von Interesse sein dürfte. In den 1970er Jahren hatte man bereits Inhaltsstoffe aus dem Trametenpilz isoliert, die der Gruppe der Polysaccharide zugeordnet wurden und das Prinzip des „biological response modifiers“ verkörpern und Antitumoreigenschaften aufweisen. Von der abwehr-

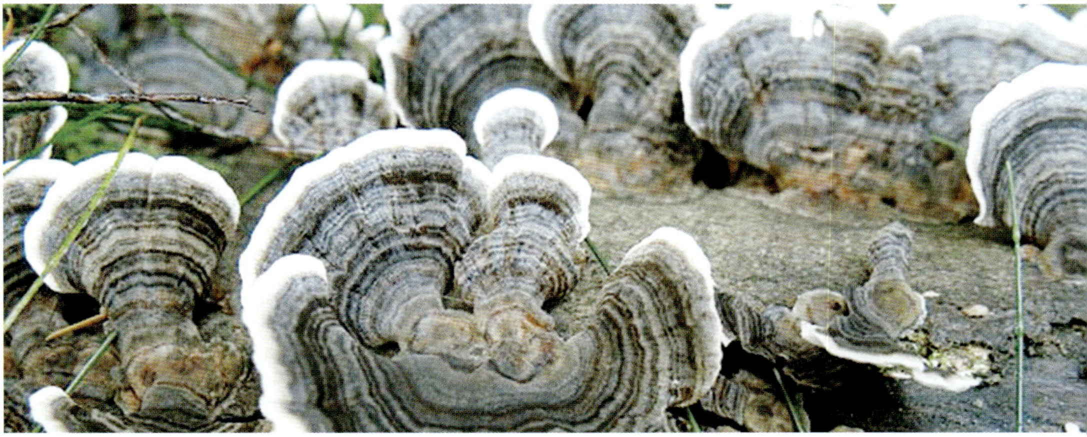

stärkenden Wirkung des Porlings können – wie diverse Untersuchungen gezeigt haben – sowohl gesunde als auch kranke Menschen profitieren. So wurde etwa ein Anstieg wichtiger Immunzellen (Lymphozyten, Leukozyten) unter der Anwendung des Pilzes beobachtet. Bei Sportlern, die häufig infektgefährdet sind, kann er eine gute Unterstützung bieten. In Asien wird der „Wolkenpilz" u.a. in der Krebstherapie eingesetzt, denn Chemo- und Strahlentherapie werden – wie in zahlreichen klinischen Untersuchungen zu sehen war – besser vertragen, wenn der Pilzextrakt zugeführt wird. Zudem zeigte sich in diesen Studien eine Verbesserung der Überlebensrate der Tumorpatienten. Auch bei HIV-Patienten konnte man unter dem Einfluss der Tramete eine Verbesserung des immunologischen Profils feststellen. Empfehlenswert ist eine Unterstützung mit dem Pilz zudem bei anderen Viruserkrankungen (z.B. viral bedingte Leberentzündungen, Gürtelrose). Einen besonders guten Einfluss scheint der „Yun Zhi" auf die Leber zu haben. Er kann offenbar die Leberfunktion unterstützen und zur Regeneration geschädigter Leberzellen beitragen. Auch bei begleitender Müdigkeit, Schlappheit und Antriebslosigkeit kann er mit seinem belebenden und vitalisierenden Einfluss empfohlen werden, was schließlich mit seiner leberzellschützenden Funktion korrespondiert, denn in der TCM wird die Müdigkeit als „Schmerz der Leber" interpretiert.

Bekannte Wirkeffekte der Schmetterlingstramete

- Immunmodulation („Biological response modifier")
- Antivirale und antibakterielle Eigenschaften
- Unterstützung bei Krebstherapien
- Stärkende und belebende Wirkung
- Unterstützung und Schutz der Leber

Hericium erinaceus – der „zottige" Igelstachelbart

Er sieht aus wie ein zottiges Tier – z.B. wie eine in China heimische Affenart – weswegen die Chinesen ihn auch als „Affenkopfpilz" bezeichnen. Sein wunderliches Aussehen mit einem weiß bis cremefarbenen, mit weichen Stacheln bedeckten Fruchtkörper hat ihm auch den Namen „Igelstachelbart" oder „Löwenmähne" eingebracht. Aber nicht nur das Aussehen dieses Medizinalpilzes ist eine Besonderheit, sondern auch sein Geschmack: In China gilt der „Affenkopfpilz" aufgrund seiner reichen Aromaausstattung (32 Aromastoffe nachgewiesen) als hervorragender Speisepilz. Seine Inhaltsstoffe erzeugen einen zitrus- oder auch kokosähnlichen Geschmack, der an Meeresfrüchte erinnert. Obwohl der Pilz im Herbst auch bei uns – meist an Laubbäumen (z.B. Buchen) – seine Fruchtkörper austreibt, hat er als Speisepilz nicht die Bedeutung wie in Asien. In der traditionellen chinesischen Volksheilkunde wird der Pilz aber nicht nur wegen seines besonderen Aromas geschätzt, sondern auch wegen seiner Heileigenschaften. Da der Pilz auf die Psyche und das Wohlbefinden ausgleichend wirkt, hat man ihn u.a. bei Belastungen und Stress eingesetzt. Zudem konnte man einen positiven Einfluss auf den Magen-Darm-Trakt beobachten und setzt ihn daher bei Magenschleimhautentzündungen oder Magen-Darm-Geschwüren ein. Besonders spannend sind Untersuchungen neueren Datums, die belegen, dass dieser Vitalpilz eine günstige Wirkung auf die Nervenzellen entfalten kann. So wurden bioaktive Inhaltsstoffe mit dem Namen „Erinacin(e)" nachgewiesen, welche die Regeneration von Nervenzellen und das Wachstum von Nervenfasern begünstigen. Möglicherweise stellt der Igelstachelbart eine hilfreiche (zusätzliche) Therapieoption für die Behandlung von Nervenkrankheiten wie Morbus Alzheimer, Morbus Parkinson oder auch Multiple Sklerose dar. Auch bei

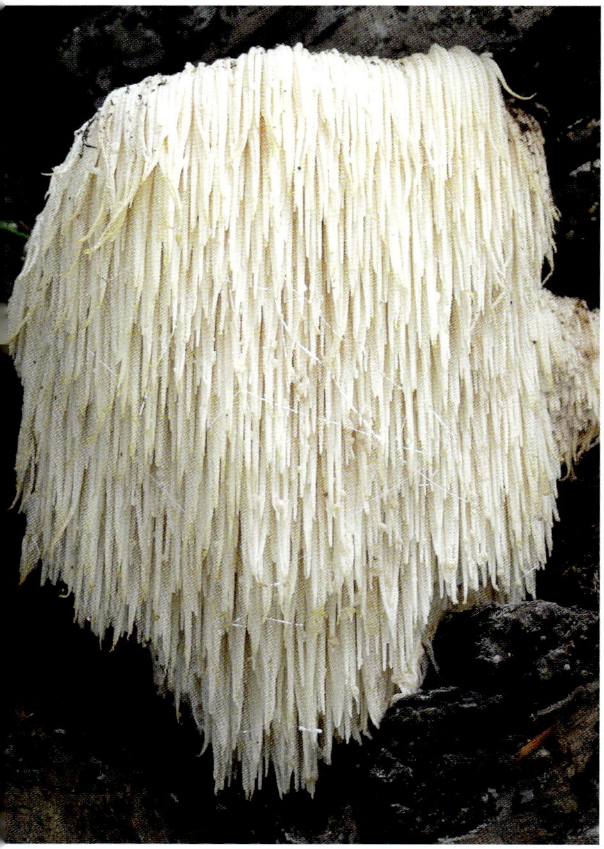

depressiven Verstimmungen, Nervosität, Schlafstörungen und Stress kann sich der Pilz positiv auswirken. Für die identifizierten Erinacine konnte zudem eine schmerzstillende und antibakterielle Wirkung beobachtet werden. Und schließlich sollte an dieser Stelle auch das „Bauchhirn" erwähnt werden, welches aus über 100 Millionen Nervenzellen besteht, die den Verdauungstrakt durchziehen. Auch auf diese Nervenzellen könnte der Medizinalpilz seine beruhigende Wirkung entfalten, was letztlich auch erklären würde, warum er bei Schleimhautirritationen und Erkrankungen im Magen-Darm-Bereich eine positive Wirkung besitzt. Klinische Studien haben gezeigt, dass die Anwendung des Pilzes bei einer Magenschleimhautentzündung zu einer Verbesserung der Symptomatik führt. Zudem ist der Pilz aufgrund seiner Antitumoreigenschaften und seines günstigen Einflusses auf den Fettstoffwechsel interessant.

Bekannte Wirkeffekte des zottigen Igelstachelbarts

- Unterstützung und Stärkung des Magen-Darm-Traktes
- Hilfe bei Stress und psychischen Beschwerden
- Unterstützung bei Unruhe, Nervosität und Schlafstörungen
- Antibakterielle Wirkung
- Immunmodulation
- Unterstützung der Tumorüberwachung

Reishi – der Pilz der Unsterblichkeit

Der glänzende Lackporling hat seinen Namen vom besonders auffälligen Glanz seiner Fruchtkörper. In China wird dieser Vitalpilz, der auf eine etwa 4000 Jahre währende Tradition im Heilwesen zurückblicken kann, als ling zhi oder ling chih bezeichnet, was als Pilz der Unsterblichkeit oder auch als „Göttliches Heilkraut" interpretiert werden kann. In der TCM besitzt dieser Heilpilz einen besonders hohen Stellenwert. Er gilt als Talisman, der vor bösen Geistern schützen soll, und als Jungbrunnen, für dessen Auffindung der berühmte chinesische Kaiser Huang Ti bereits vor Tausenden von Jahren eine ganze Flotte mit etwa 3000 Mann Besatzung entsandte. Tatsächlich kann der Reishi, wie der Pilz in Japan genannt wird, echte „Anti-Aging-Wirkungen" aufweisen. So fördert er u.a. die Durchblutung, erhöht die Leistungsfähigkeit, wirkt entgiftend und verbessert die Abwehrkraft. Er stärkt das Qi von Herz, Leber, Lunge und Milz. Traditionell wurde dieser Vitalpilz bei Erkrankungen des Verdauungsapparates (z.B. Magen-, Darmprobleme), Leber- und Nierenerkrankungen, Lungenkrankheiten, Bluthochdruck, nervösen Störungen, Schlaflosigkeit und zur Verbesserung der geistigen Leistungsfähigkeit verwendet. Die moderne Forschung gibt ebenfalls Hinweise auf eine vielfältige Heilwirkung. So wurde eine vorbeugende Wirkung vor der Höhenkrankheit dokumentiert. Bergsteiger und Soldaten, die den Lackpor-

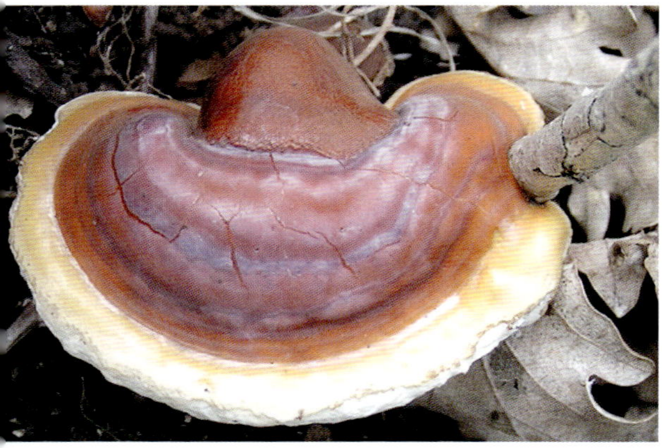

ling bei ihren Wanderungen im Himalaya aßen, litten seltener an typischen Symptomen wie beispielsweise Kopfschmerzen, Herzrasen, Übelkeit, Erbrechen und Atembeschwerden. Auch zum positiven Einfluss auf das Herz-Kreislauf-System und den Fettstoffwechsel liegen Untersuchungen vor. So hat das „göttliche Heilkraut" eine Verbesserung der Herzmuskelfunktion und eine Senkung des erhöhten Blutdrucks bewirkt. Bei Personen, die an der koronaren Herzkrankheit litten, wirkte sich der Vitalpilz positiv aus und hatte eine Verbesserung der Brustschmerzen und der Kurzatmigkeit sowie eine Normalisierung des Elektrokardiogramms zur Folge. Ebenso ist in wissenschaftlichen Publikationen über einen Rückgang des „schlechten" LDL-Cholesterins nachzulesen. Interessant sind zudem die nachgewiesenen positiven Wirkungen bei Personen mit Lebererkrankungen (z.B. Hepatitis B), Lungenkrankheiten (z.B. Asthma) oder auch bei Allergien. Selbst bei schmerzhaften, viral bedingten Nervenkrankheiten (z.B. Gürtelrose) wurde ein günstiger Einfluss auf das Krankheitsbild beobachtet. Die genannten Wirkeffekte des Heilpilzes werden auf den Reichtum an bioaktiven Pflanzeninhaltsstoffen zurückgeführt. So sind beispielsweise inzwischen mehr als 150 verschiedene Triterpene (wie etwa Ganodermiksäuren, Lucidemiksäuren) identifiziert worden, die für die gefäßschützende, antiallergische, cholesterinsenkende und entgiftende Wirkung des Vitalpilzes verantwortlich gemacht werden. Und schließlich ist dieser Pilz mit „Antitumorpolysacchariden" -(1→3),(1→6)-β-D-Glucanen „gesegnet". Somit sind Befunde, die einen positiven Verlauf von Krebserkrankungen (z.B. Lungen-, Darmkrebs) durch den Einsatz des Vitalpilzes dokumentieren, nicht verwunderlich.

Bekannte Wirkeffekte des Reishi-Pilzes

- Antiallergische Wirkung
- Entgiftende Wirkung
- Höhenadaption
- Immunmodulation
- Nervenschutz und „Antistress"wirkung
- Positiver Einfluss auf den Fettstoffwechsel
- Schlafförderung
- Schutz und Stärkung der Leber
- Unterstützung der Tumorüberwachung
- Unterstützung des Herz-Kreislauf-Systems
- Verbesserung der geistigen Leistungsfähigkeit

Shiitake – Lebenselixier und Immunbooster

Er ist (nach dem Champignon) der zweitbeliebteste Speisepilz – aber der Shiitakepilz ist weit mehr als nur ein kulinarischer Leckerbissen. Im asiatischen Lebensraum wird er infolge seiner Heilwirkung seit mehr als 1000 Jahren als wertvolles Lebenselixier und „Blutaktivator" geschätzt. Der Name „Shita" („take": japanisches Wort für „Pilz") leitet sich vom Begriff „Kastanienbaum" ab, da der Vitalpilz häufig in größeren Mengen in dessen Nähe zu finden ist. Infolge seiner breiten und interessanten therapeutischen Wirkung wird er auch als „König der Pilze" bezeichnet. Bereits in der Ming-Dynastie (1368–1644) empfahl der berühmte Arzt Wu Shui diesen Pilz u.a. als Mittel gegen Erkältungen. In der traditionellen Volksheilkunde Chinas und Japans ist dieser Vertreter der Medizinalpilze bei Erkältungen, Entzündungen, Magenbeschwerden, Lebererkrankungen, Gicht, Hämorrhoiden, Nervenkrankheiten, Sexualstörungen, Kopfschmerzen, Gefäßkrankheiten, Tumoren und zahlreichen weiteren gesundheitlichen Problemen und Krankheiten eingesetzt worden. Auch im Kampf gegen den Alterungsprozess erlangte der Shiitakepilz bereits früh einen guten Ruf. Bereits vor Jahrzehnten wurden im Fruchtkörper des Pilzes (1→3),(1→6)-β-D-Glucane (= Lentian) nachgewiesen, die für die abwehrstärkende Wirkung des Shiitake verantwortlich gemacht werden. So mobilisiert der Pilz u.a. die „Körperpolizei" im Kampf gegen Bakterien (z.B. Staphylokokken) und Viren (z.B. Grippeviren, Herpesviren). Positive Anwendungsergebnisse liegen zudem für die Behandlung von HIV-

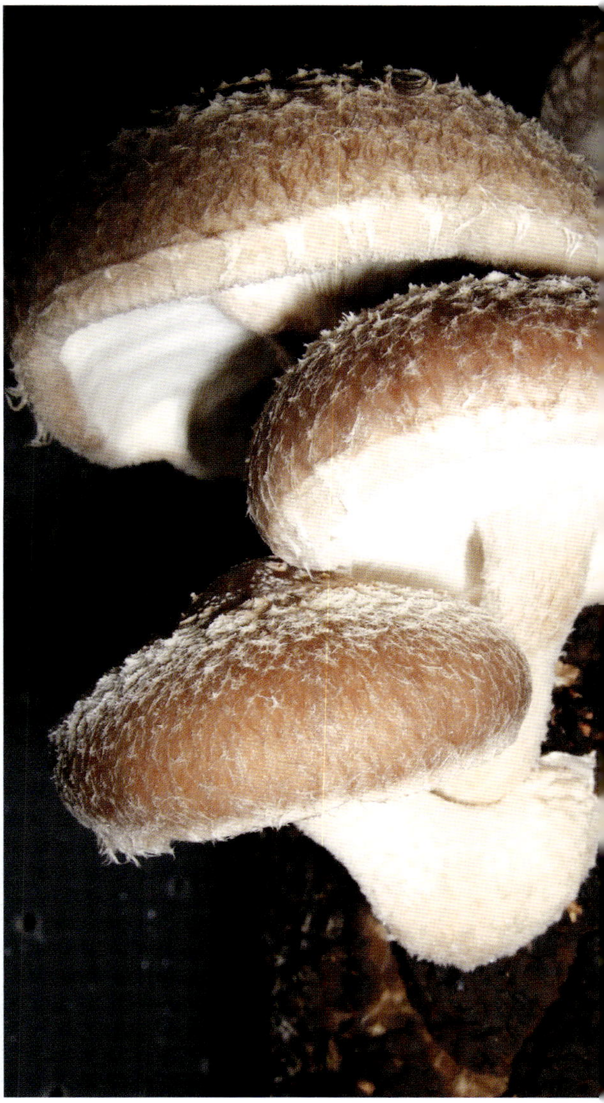

Patienten mit dem Shiitakepolysaccharid vor. Interessant sind Hinweise, die darauf hindeuten, dass der Heilpilz eine positive Wirkung auf die „guten" Darmbakterien hat und das dort ansässige Immunsystem unterstützt. Lentinan stärkt aber auch – wie eine Vielzahl von wissenschaftlichen Studien gezeigt hat – die Aktivität von Immunzellen (z.B. natürliche Killerzellen), die Krebszellen vernichten und eine wichtige Rolle im Bereich der Tumorüberwachung einnehmen. Diese Antitumorwirkung des Polysaccharids macht man sich in Japan längst in der Vorsorge oder begleitenden Behandlung von Krebspatienten (meist nach erfolgter chiurgischer Tumorentfernung und Bestrahlung) zunutze. Inzwischen wurde gezeigt, dass Lentinan das Immunprofil von Tumorpatienten und die Lebensqualität – teilweise sogar die Überlebenszeit – verbessern kann. Eine weitere sehr interessante Gruppe an Inhaltsstoffen des Heilpilzes wird unter der Bezeichnung Eritadenine zusammengefasst. Diese stellen Abkömmlinge von Zellkernmaterialien dar. Auch diese natürlich im Shiitake vorkommenden Substanzen zeigen eine keimhemmende Wirkung, die sich gegen Bakterien und Viren richtet. Aber nicht nur das! Zu den Eritadeninen ist zudem bekannt, dass sie einen günstigen Einfluss auf den Fettstoffwechsel ausüben und die Abnahme des „schlechten" (LDL-) Cholesterins und des Gesamtcholesterins begünstigen. Auch eine blutdrucksenkende Wirkung durch den Vitalpilz ist bekannt. Ebenso erwies sich der „König der Pilze" als leberzellschützend.

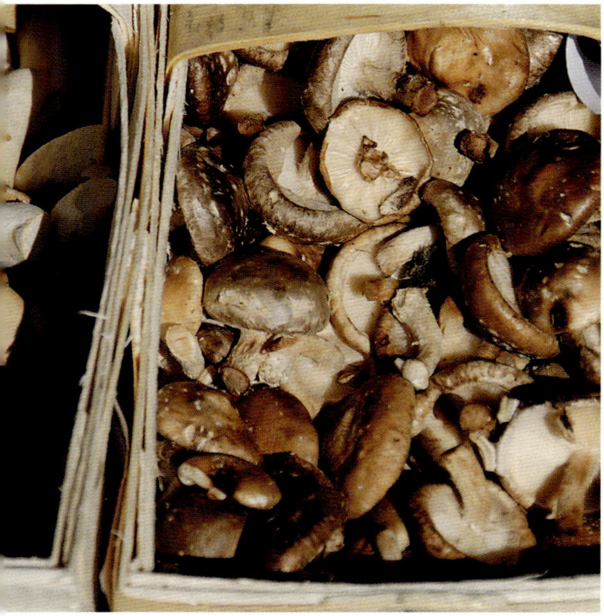

Bei der Zucht oder der Anwendung von Shiitake kann es in Einzelfällen allerdings zu allergischen Reaktionen im Bereich der Haut (Rötungen, Juckreiz, Bläschenbildung) kommen. In diesen Fällen ist es besser, auf einen anderen Pilz auszuweichen.

Bekannte Wirkeffekte des Shiitake-Pilzes

- Antitumorwirkung
- Immunmodulation
- Infektionsschutz (Bakterien, Viren)
- Leberzellschützende Wirkung
- Regulation des Fettstoffwechsels
- Unterstützung der Darmflora

Sanfte Medizin – Pflanzenextrakte

Algen – Gesundheit aus dem Wasser

Mikroalgen wie die Spirulina spec. und die Chlorella spec. sind schnell wachsende pflanzliche Organismen mit einer hohen Nährstoffdichte und einem interessanten Nährstoffspektrum. Innerhalb von zwei bis fünf Tagen können sie ihre Biomasse verdoppeln. Die Energie dazu bilden sie unter dem Einfluss des Sonnenlichtes mit Hilfe ihrer blauen und grünen Farbstoffe. Ihre grüne Farbe haben die Einzeller dem hohen Gehalt an Chlorophyll zu verdanken. Der grüne Pflanzenfarbstoff ist von seinem komplizierten Aufbau her jenem des menschlichen Blutes vergleichbar. Allerdings ist am Blutfarbstoff Eisen beteiligt, während im Chlorophyll an dieser Position das Magnesium sitzt. Die Wasserbewohner sind aber auch reich an Antioxidantien wie z.B. Vitamin E oder Carotinoide (β-Carotin, Astaxanthin, Lutein). So enthalten sie pro Gramm Trockengewicht bis zu zehnmal so viel β-Carotin wie die Karotte und zählen damit zu den β-Carotin-reichsten Nahrungsmitteln überhaupt. Auch die Vitamine der B-Reihe sind vertreten, wobei interessanterweise auch das in Pflanzen ansonsten kaum vorhandene Vitamin B_{12} vorkommt. Sie sind ebenso reich an Mineralstoffen, vor allem Kalzium, Magnesium, Phosphor, Zink und Kalium. Zudem weisen die Algen Spurenelemente wie Mangan oder Selen auf. Diese werden u.a. als Baustein für Entgiftungsenzyme benötigt. Allerdings können die Algen mit weiteren entgiftenden Inhaltsstoffen aufwarten, wie z.B. bestimmten Zucker-Eiweißverbindungen oder einem Wirkstoff, der in der Zellwand vorkommt. Diese Substanzen, die von den Algen natürlicherweise selbst gebildet werden, machen die Einzeller vor allem im Bereich der Entgiftung interessant.

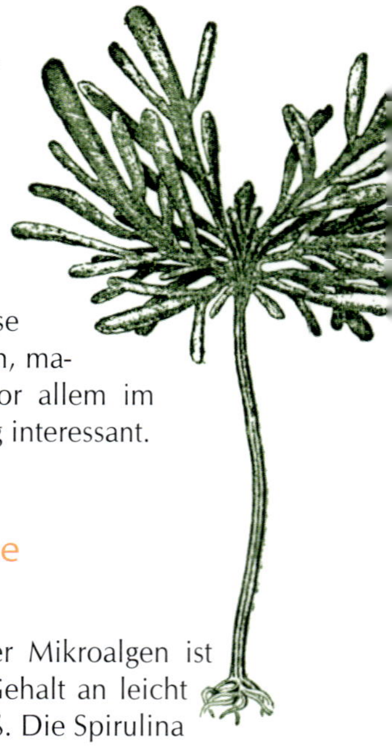

Hochwertige, leicht verdauliche Eiweißquelle

Eine Besonderheit der Mikroalgen ist weiterhin der hohe Gehalt an leicht verdaulichem Einweiß. Die Spirulina weist z.B. mit bis zu 65 % Protein einen Eiweißgehalt auf, wie er in der Tier- und Pflanzenwelt seinesgleichen sucht, und die Qualität der Proteine entspricht allen Anforderungen, die an ein hochwertiges Eiweiß zu stellen sind: Es enthält alle acht essentiellen (lebens- und zufuhrnotwendigen) Aminosäuren (Isoleucin, Leucin, Lysin, Methionin, Phenylalanin, Threonin, Tryptophan und Valin), wird gut verdaut und gewährleistet eine gute Verfügbarkeit der Aminosäuren. Neben den Proteinen enthalten die Mikroalgen auch ein interessantes Fettsäureprofil. Hier ist vor allem die wertvolle Gamma-Linolensäure zu nennen, die für die gesunde Immunreaktion, die Gesunderhaltung des Nervensystems und die Haut eine wichtige Rolle spielt.

Proteingehalte (%) von Spirulina platensis und Chlorella vulgaris im Vergleich zu anderen Nahrungsmitteln	
Spirulina	65–70
Chlorella	50–60
Sojabohnen	33–39
Eier	10–25
Rindfleisch	18–20
Fisch	20
Weizen	6–10
Reis	5–10

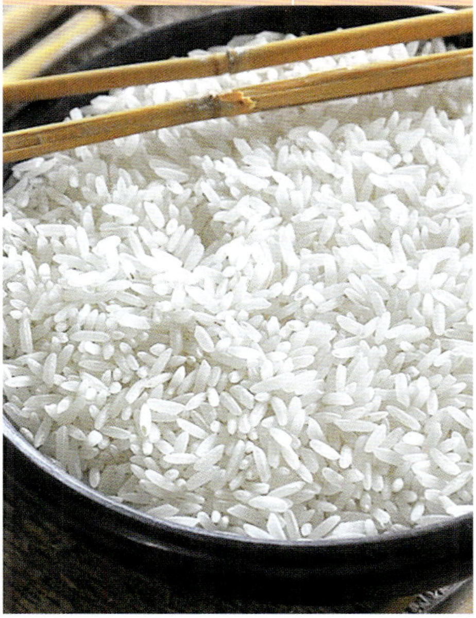

Entgiftung mit Mikroalgen

Die blaugrünen bzw. grünen Einzeller werden vor allem im Rahmen von Entgiftungs- und Ausleitungsmaßnahmen geschätzt. In der heutigen Zeit ist unser Organismus vielfach mit Fremdstoffen und Giften belastet. Täglich kommen wir mit bis zu 80.000 Noxen in Kontakt. Nichts ist mehr unbelastet: Weder die Nahrung, die wir zu uns nehmen, noch die Luft, die wir täglich einatmen. Schwermetalle, Pestizide, Wohn-, Kleidergifte, Strahlung, Luftschadstoffe, Ozon – die Liste der möglichen Gifte und Schadstoffe ist lang. Auch die Zahnmetalle (z.B. Amalgam) sowie Impfstoffe können uns Schwermetalle wie z.B. Quecksilber bescheren. Die Gifte durchwandern unseren Körper und werden nur zum Teil ausgeschieden. Ein Teil der Fremdstoffe wird im Körper abgelagert und im Bindegewebe, Nervensystem und in den Knochen gespeichert. Das Immunsystem wird nicht selten überfordert und reagiert mit Allergien oder Autoimmunkrankheiten. Auch Krebserkrankungen können durch die genannten Gifte begünstigt werden. Daher setzen viele naturheilkundlich orientierte Therapeuten auf Entgiftungsmaßnahmen. Die Mikroalgen können solche Therapieansätze gut unterstützen. Einige der Algeninhaltsstoffe können beispielsweise Schwermetalle binden. In einigen wissenschaftlichen Untersuchungen konnten positive Effekte auf die Ausscheidung von Schwermetallen (z.B. Quecksilber) und Umweltgiften (z.B. Dioxinen) nachgewiesen werden. Interessant sind Beobachtungen, die im Bereich der Tschernobyl-Strahlenbelastung gemacht wurden. So konnte man unter dem Einfluss der Einzeller u.a. eine verbesserte Ausscheidungsrate radioaktiver Elemente beobachten. Weiterhin liegen Hinweise auf eine abwehrstärkende Wirkung durch die Mikroalgen vor. Auch eine Senkung des „schlechten" Cholesterins und ein positiver Einfluss auf den Blutzuckerspiegel sind in einigen Untersuchungen beobachtet worden.

Cranberries – starke Beeren für die schwache Blase

Die Cranberries (Vaccinum macrocarpon) gehören zur Familie der Heidekrautgewächse. Bereits die indianischen Ureinwohner schätzten die natürliche Heilwirkung und die positive Wirkung auf die Immunabwehr der roten Beeren. Diese enthalten eine Reihe bioaktiver Pflanzeninhaltsstoffe (z.B. Polyphenole), die für die entzündungs- und infektionshemmende Wirkung verantwortlich sind. Die vorbeugende Anwendung dieser Beeren kann das Risiko für den Harnwegsinfekt deutlich senken – das hat eine Reihe von Studien ergeben.

Blasenentzündungen – typisch Frau

Ständig wegen ein paar Tropfen Urin das „Örtchen" aufsuchen müssen und dann vielleicht auch noch schmerzhaftes Wasserlassen, häufig gepaart mit einem stechenden Uringeruch – das sind sie, die typischen Beschwerden einer Blasenentzündung, die besonders uns Frauen „heimsucht". Die Keime, die diese Erkrankung verursachen, haben es bei den Frauen auch besonders leicht, denn die Harnröhre, durch welche die Bakterien bis zur Blase aufsteigen, ist sehr kurz. Jede fünfte Frau macht mindestens einmal in ihrem Leben eine Harnwegsinfektion durch. Das Risiko für eine solche Infektion ist bei Frauen 50-mal höher als bei den Männern. Mit Beginn der sexuellen Kontakte erhöht sich bei jungen Mädchen grundlegend das Risiko einer solchen Erkrankung. Aber auch mit dem Alter steigt das Risiko für dieses lästige Übel. So sind etwa 10 % aller 60jährigen und etwa 50 % aller 80-jährigen Frauen

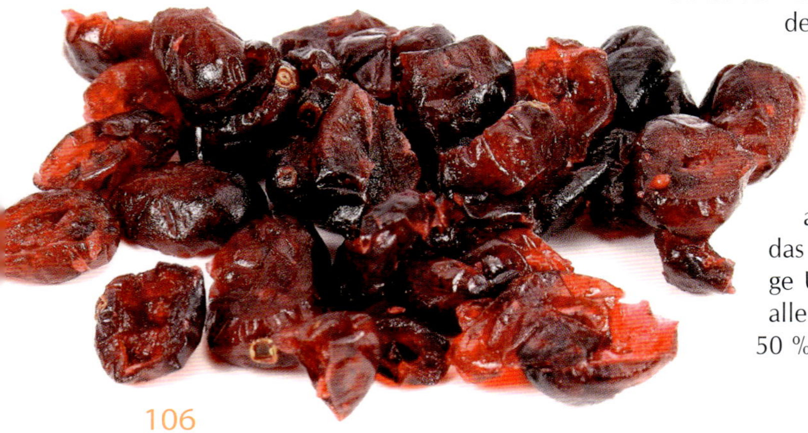

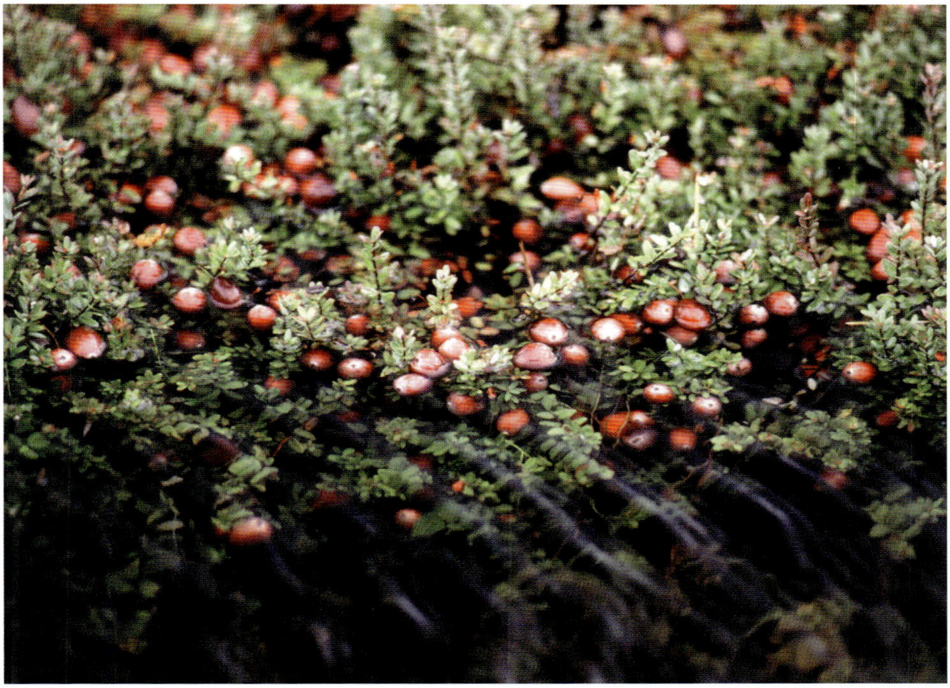

betroffen. Dabei kommt es insgesamt bei etwa einem Viertel aller betroffenen Frauen zu einem wiederholten Auftreten des Krankheitsbildes im Verlauf eines Jahres.

Die Übeltäter sind bestens bekannt

In 80 Prozent aller Fälle wird eine solche Entzündung von Darmkeimen (E.-coli-Bakterien) verursacht. Sind die Krankheitsverursacher erst einmal in der Blase angekommen, docken sie an der Blaseninnenwand an und verursachen dort eine Reizung, die den Harndrang verursacht. Mit bestimmten Anheftungsorganen gelingt es den Bakterien, in die höher gelegenen Harnwege vorzudringen und so schließlich den gesamten Harntrakt zu „bevölkern". Die Bakterien sind dann in erhöhter Konzentration im Urin nachweisbar. Besonders leichtes Spiel haben die Übeltäter bei Abwehrschwäche und Kälte (z.B. kalte Füße). Eine falsche Analhygiene begünstigt das Eindringen von Bakterien in die Harnwege. Daher ist die „Wischrichtung" (von vorne nach hinten und nicht umgekehrt) nach dem Absetzen des Stuhls wichtig. Schlimmstenfalls finden die Keime den Weg von der Blase über die Harnleiter zu den Nieren, was eine Nierenbeckenentzündung zur Folge haben kann.

Faktoren, die eine Blasenentzündung begünstigen können (Beispiele)

- Abwehrschwäche (z.B. durch Antibiotika, Kortison)
- Blasen-, Nierensteine
- Falsche Hygiene
- Geschlechtsverkehr
- Krankheiten (z.B. Multiple Sklerose, Diabetes mellitus)
- Mangelnde Flüssigkeitszufuhr
- Schwangerschaft
- Unterkühlung
- Verengungen der Harnröhre
- Verhütungsmittel (z.B. Spirale, Diaphragma, Spermizide)
- Wechseljahre

Cranberries wirken wie ein pflanzliches „Antibiotikum"

Inzwischen hat man den die Wirkung der Cranberries erklärenden Mechanismus identifiziert. Damit die krankmachenden Bakterien die Blasenentzündung auslösen können, müssen sie sich erst einmal an der Blasenwand festsetzen. Das machen sie, indem sie eine Art „Füßchen" ausfahren. Die in den blasenstärkenden Powerfrüchtchen steckenden entzündungshemmenden Stoffe hindern indessen die Keime am „Ausfahren" dieser Fäden und Haken. Durch diesen „Antiklett-Effekt" lassen sie den krankmachenden Keimen keine Chance für eine Ansiedlung und Vermehrung im Harnwegstrakt. Eine Vielzahl von wissenschaftlichen Untersuchungen bestätigt die positive Wirkung der Cranberries auf die körpereigene Abwehrlage und die „antibiotische" Wirkung der roten Beeren. Rechtzeitig angewandt (möglichst vorbeugend), wird dadurch nicht nur die Blasenentzündung, sondern auch die Anwendung von Antibiotika vermieden. Und das ist ein ganz entscheidender Aspekt, denn die Gabe von diesen Medikamenten verschlechtert allgemein die Schlagkraft des Immunsystems. Aber auch während einer bestehenden Blaseninfektion können die Cranberries dabei helfen, die lästigen Begleitbeschwerden (z.B. häufiges Wasserlassen) zu mindern.

Mögliche Wirkeffekte der Cranberries

- Hemmung der Keimansiedlung im Harnwegstrakt
- Linderung von Brennen und Jucken beim Wasserlassen
- Unterstützung bei der Ausschleusung der Krankheitserreger
- Verringerung von Entzündungsprozessen
- Verminderung der Beschwerden bei Reizblase
- Vorbeugung vor weiteren Infektionen
- Stärkung der Abwehrkräfte

Ginkgo – ein Baum für das Gehirn

Die zweilappigen Blätter sind das charakteristische Zeichen des Ginkgo-Baumes, der seit Millionen von Jahren auf der Erde existiert. Der Baum gilt als absoluter Überlebenskünstler mit extrem hoher Widerstandsfähigkeit. Er kann bis zu 1.000 Jahre alt werden. Ursprünglich stammt die Pflanze aus Asien, wo sie u.a. als Tempelbaum verehrt und als Heilpflanze seit langem geschätzt wird. Inzwischen findet man den sonnenliebenden Baum auch in Europa. Die Blätter des Baumes sind reich an ganz besonderen Inhaltsstoffen: Ginkgolipide, Flavonoide und Terpene besitzen eine positive Wirkung auf die Durchblutung bei uns Menschen.

Frischer Wind für die Nervenzellen

Mit zunehmendem Alter lassen die körperlichen, aber auch die geistigen Kräfte häufig spürbar nach. Hier kann man mit Ginkgo „nachhelfen": Aus den Blättern des Baumes wird ein Extrakt gewonnen, der es „in sich" hat: Er bringt den Energiestoffwechsel der Gehirnzellen in Schwung und fördert die Durchblutung. Damit wird altersbedingten Leistungsschwächen wie Vergesslichkeit, Konzentrationsschwäche, Schwindel und schnelles Ermüden vorgebeugt. Interessant ist, dass der Ginkgoextrakt auch antioxidative Eigenschaften hat und somit den durch freie Radikale bedingten Nervenzellschäden entgegenwirken kann. Ginkgo begünstigt zudem die Freisetzung von Nervenbotenstoffen, die für das Lernen und die Gedächtnisfunktion wichtig sind. Die Inhaltsstoffe der Blätter greifen aber auch in die Blutgerinnung ein und verbessern allgemein den Blutfluss im Körper. Gute Erfolge liegen inzwischen für den Einsatz bei Schwindel und chronischen Ohrgeräuschen („Tinnitus") vor, die vielfach mit einer Durchblutungsstörung im Bereich des Gehirns einhergehen. Allerdings sollte hier zunächst eine ärztliche Untersuchung erfolgen, um weitere Ursachen auszuschließen.

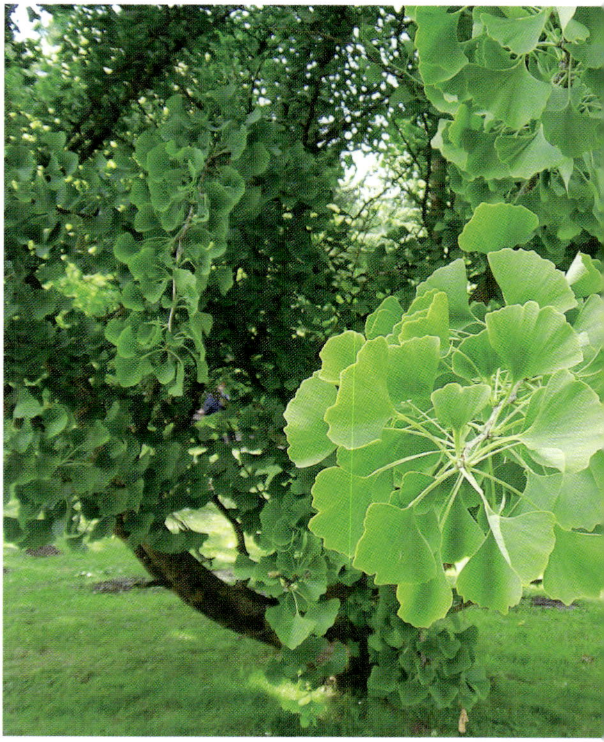

Tipp:

Nicht nur Ginkgo unterstützt die geistige Leistungsfähigkeit, sondern auch Aktivitäten wie z.B. das Musizieren. Wer Musik liebt, selbst in die Tasten greift oder über Saiten streicht, der verdoppelt die Aktivität in seinem Klein- und Großhirn. Auch regelmäßiges Trinken ist für den Geist wichtig. Wer sich nicht ausreichend (mindestens 1,5 Liter) mit Flüssigkeit versorgt, muss mit einem verdickten Blutfluss und mentalen Leistungseinbußen rechnen.

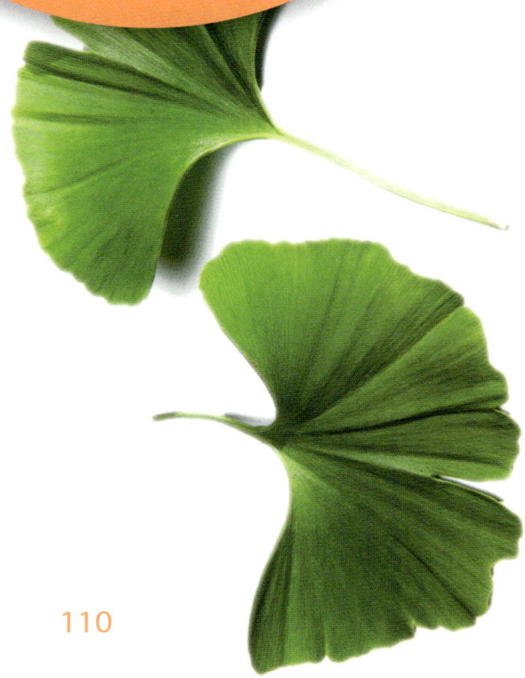

Griffonia – die glücksbringende Schlingpflanze

Wir leben in einer Gesellschaft, die stark leistungsorientiert ist. Damit gehen nicht selten Stress, Zeitdruck und psychische Belastungen einher. Immer häufiger führt das in unserer zivilisierten Bevölkerung zu Schlafstörungen, starken Stimmungsschwankungen und/oder gar zu Depressionen. Diese Begleiterscheinungen unseres Arbeitsalltags haben in den vergangenen Jahren allgemein stark zugenommen. Vielen Menschen macht zusätzlich die dunkle Jahreszeit und der damit einhergehende Lichtmangel zu schaffen. Die Betroffenen leiden nicht selten unter einem erheblichen Verlust an Lebensqualität. Da dieses Thema noch immer in unserer Gesellschaft tabuisiert wird, wenden sich auch längst nicht alle an einen Therapeuten.

Vom Glück des Serotonins

In unserem Gehirn und Nervensystem kommt es zu einer steten Aussendung von Botenstoffen, die ganz entscheidend für unsere geistige Leistungsfähigkeit sowie für unser Wohlbefinden und die psychische Verfassung sind. Dazu zählt vor allem auch das „Glückshormon“ Serotonin, welches für den gesunden Schlaf ebenso wichtig ist wie für die „gute“ Stimmung. Obgleich für Schlafstörungen und Depressionen auch andere Ursachen in Frage kommen, ist in vielen Fällen ein Mangel an Serotonin für diese Beschwerdebilder (mit)verantwortlich. Daher zielt die Wirkung einer Reihe von Arzneimitteln (z.B. Serotoninwiederaufnahmehemmer), die bei psychischen Erkrankungen verordnet werden, darauf ab, den Serotoninspiegel im Gehirn hochzuhalten. Jedoch weisen diese Medikamente eine Vielzahl von Nebenwirkungen auf. Da Serotonin selbst von seiner Struktur her ein relativ großer Baustein ist und die Blut-Hirn-Schranke nicht überwinden kann, ist die direkte Gabe des fehlenden Glücksstoffs nicht möglich. Der Nervenbotenstoff übt im Körper aber noch weitere wichtige Funktionen aus und ist beispielsweise für das Schmerzempfinden, die Regulation des Blutdrucks und das Sättigungsgefühl von Bedeutung. Interessanterweise wird er auch von den Nervenzellen im Verdauungstrakt („Bauchhirn“) gebildet und nimmt wohl von hier aus Einfluss u.a. auf die Schmerzweiterleitung und die Magen-Darm-Aktivität.

Die Schwarzbohne liefert die Vorstufe des Serotonins

Sie wächst im afrikanischen Regenwald und kann bis zu 4 Meter hoch werden: die afrikanische Schwarzbohne (Griffonia simplicifolia), die zu den Hülsenfrüchten zählt. Aus den Samen der Schlingpflanze wird ein Naturstoff isoliert, der unter dem Namen 5-Hydroxy-L-Tryptophan (5-HTP) bekannt geworden ist. Und diese Substanz gilt als Vorstufe für die Serotoninsynthese. So kann durch die Verwendung des 5-HTPs der körpereigene Serotoninspiegel auf natürliche Weise angehoben werden. Es liegen Hinweise aus wissenschaftlichen Untersuchungen vor, die dafür sprechen, dass mit 5-HTP z.B. Angstzustände, depressive Verstimmungen und Schlafstörungen günstig beeinflusst werden können.

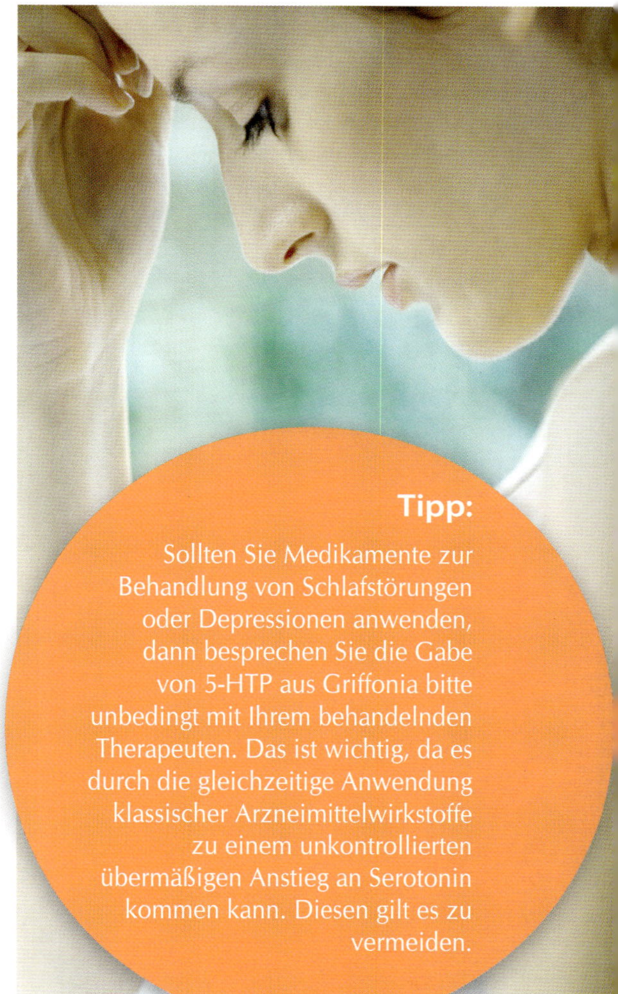

Tipp:

Sollten Sie Medikamente zur Behandlung von Schlafstörungen oder Depressionen anwenden, dann besprechen Sie die Gabe von 5-HTP aus Griffonia bitte unbedingt mit Ihrem behandelnden Therapeuten. Das ist wichtig, da es durch die gleichzeitige Anwendung klassischer Arzneimittelwirkstoffe zu einem unkontrollierten übermäßigen Anstieg an Serotonin kommen kann. Diesen gilt es zu vermeiden.

Grünteeextrakt – für die Gesundheit und „die schlanke Linie"

Was ist an Grüntee anders als an Schwarztee? Eine ganze Menge. Da wäre schon einmal der Herstellungsprozess: Während die Blätter des Teestrauchs im Fall der Gewinnung von Schwarztee unter dem Einfluss von Enzymen fermentiert werden und sich dadurch schwarz verfärben, unterbleibt eine solche Fermentation bei der Grünteeherstellung. Die Enzyme werden in diesem Fall durch kurzzeitige hohe Erhitzung inaktiviert, und die Blätter behalten dadurch ihre grüne Farbe. Aber auch hinsichtlich der Inhaltsstoffe unterscheiden sich Grüntee und Schwarztee. So hat der Grüntee einen weitaus höheren Gehalt an gesundheitsfördernden Polyphenolen (z.B. Epigallocatechingallate).

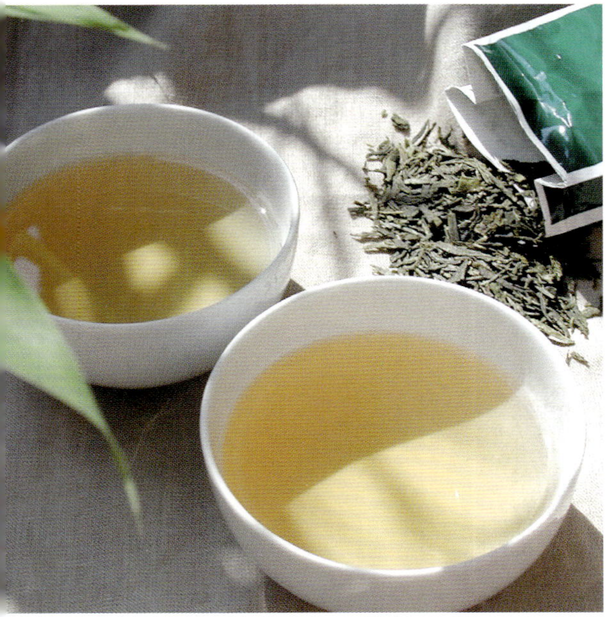

Gesund: Hoher Gehalt an Polyphenolen

Polyphenole sind bioaktive Pflanzeninhaltsstoffe, welche die Pflanzen selbst bilden, um sich vor Bakterien, Viren, UV-Stress und Umweltgiften zu schützen. Aber inzwischen weiß man: Was der Pflanze hilft, kann auch für den Menschen förderlich sein. Und so sind die Grünteepolyphenole für ihre abwehrstärkende Wirkung bekannt. Sie „stählen" unser Immunsystem, wirken Infektionen entgegen und unterstützen den Körper im Kampf gegen Bakterien und Viren. Sie legen aber auch effizient schädliche freie Radikale „an die Kette" und schützen somit unsere Zellen vor der Zerstörung durch diese aggressiven Winzlinge. Weiterhin unterstützen sie unseren Organismus beim Aufspüren und Abtöten von Tumorzellen. Sie fördern damit die körpereigene Tumorüberwachung. Tatsächlich gibt es Hinweise aus Studien, die belegen, dass Grüntee das Absterben von Tumorzellen begünstigen bzw. auch deren Aushungern forcieren kann. Gelingt es Krebszellen, durch das Sprießen von neuen Blutgefäßen Anschluss an das große Blutgefäßsystem zu erhalten, können sie dort Nährstoffe abzapfen und somit überleben. Diesem Prozess scheint der Grünteeextrakt – nach aktueller wissenschaftlicher Datenlage – entgegenzuwirken.

Grüntee fördert die Fettverbrennung

Interessant sind zudem Daten aus wissenschaftlichen Untersuchungen, die auf eine Verbesserung der Fettverbrennung unter dem Einfluss von Grüntee schließen lassen. So ergab beispielsweise eine Studie mit übergewichtigen Japanern unter „Vielteetrinkern“ eine Reduktion des Bauchfetts und eine Gewichtsabnahme im Vergleich zur Kontrollgruppe, deren Zufuhr an den wertvollen Catechinen deutlich geringer war. Auch der Hinweis aus Studien, dass Grüntee die Blutgefäße schützt und somit Herz-Kreislauf-Erkrankungen vorbeugen kann, ist interessant. Teetrinker, die täglich 5 oder mehr Tassen Grüntee tranken, hatten in einer vergleichenden Untersuchung gegenüber jenen Personen, die weniger als eine Tasse pro Tag konsumierten, ein um 26 % verringertes Sterberisiko in Bezug auf Herz-Kreislauf-Erkrankungen. Auch im Hinblick auf die Erhaltung der geistigen Fitness im Alter ist das grüne Getränk im Gespräch.

Tipp:

Wer in den Genuss der gesundheitsfördernden Wirkung von Grüntee kommen möchte, sollte täglich mindestens 4 bis 5 Tassen trinken. Wenn Ihnen Grüntee nicht schmeckt, dann können Sie auch auf Grünteekapseln ausweichen.

Isoflavone – für einen „hitzefreien“ Wechsel

Die im Soja vorkommenden Isoflavone zählen zu den sogenannten Phytoöstrogenen (griech. Phytos = Pflanze). Diese Biostoffe können den Hormonhaushalt sanft modulieren und ausgleichen. Sie sind in ihrer Struktur dem bei Frauen vorherrschenden Östrogen (17-β-Östradiol) ähnlich und können somit die „Andockstellen“, die normalerweise für diese weiblichen Hormone vorgesehen sind, besetzen. Damit ist es in vielen Fällen möglich, Frauen auch ohne die klassische Hormonbehandlung durch die mittlere Lebensphase zu helfen.

Lästige Begleiterscheinungen mindern häufig die Lebensqualität

Frauen sind heute um die 50 in den „besten“ Jahren. Nicht immer können sie diese Lebensphase unbeschwert genießen. Viele leiden unter hormonell bedingten Beschwerden, die sich vor allem im Zuge der Wechseljahre häufig einstellen. Diese beginnen nicht selten bereits vor dem fünfzigsten Lebensjahr und können sich über viele Jahre hinziehen. Im Zuge des Älterwerdens kommt die Produktion an weiblichen Sexualhormonen (Östrogene, Progesteron) im Körper allmählich zum Erliegen. Diese üben aber im Körper eine Reihe

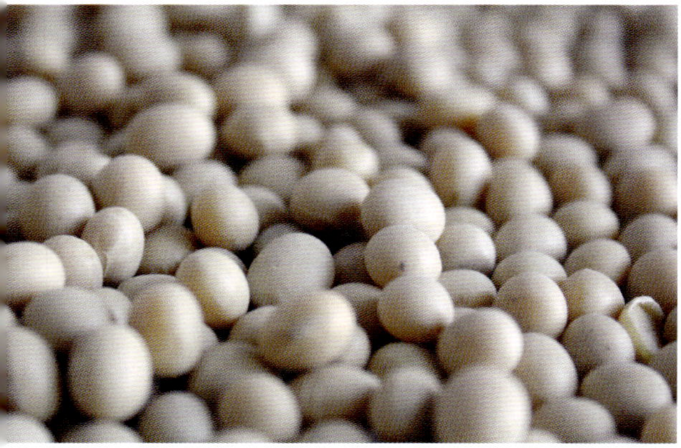

positiver Wirkungen aus. So sind die Östrogene beispielsweise am Fettstoffwechsel und an der Regulation des Blutdrucks mitbeteiligt und tragen zur Gesunderhaltung der Blutgefäße und der Knochen bei. Sie sorgen dafür, dass unsere Haut elastisch bleibt, und sie schützen diese vor vorzeitigen Alterungserscheinungen (Faltenbildung, Trockenheit). Aber damit noch nicht genug, denn Östrogene sind auch für unser „Nervenkostüm“ zuständig und sorgen für eine gute Stimmung. Kein Wunder also, wenn der Hormonschwund in vielen Bereichen des körperlichen Wohlbefindens seine Folgen zeigt. So können sich z.B. Hitzewallungen, Schweißausbrüche, Stimmungsschwankungen, Müdigkeit, Angstzustände und Schlafstörungen breit machen. Auch die Nerven können leiden. Manche Frauen sind reizbar und/oder fahrig und können sich schlecht konzentrieren. Damit ist für viele Frauen diese Lebensphase, die eigentlich neue Möglichkeiten der Orientierung bietet, teilweise erheblich belastet. Und schließlich können sich, unter dem Einfluss des Hormonmangels, auch vermehrt Nachteile für das äußere Erscheinungsbild und für gesundheitliche Risiken einstellen.

Typische Symptome der Wechseljahre (nach ihrer Häufigkeit)

- Leistungsminderung
- Depressive Verstimmungen
- Schlafstörungen
- Hitzewallungen/vermehrtes Schwitzen
- Abnahme der sexuellen Lust
- Reizbarkeit/Angstzustände
- Spannungsgefühle in der Brust
- Schwindel

Mögliche Folgen eines Hormonschwunds

- Anstieg des Risikos für Herz-Kreislauf-Erkrankungen
- Figurveränderungen
- Gewichtsprobleme
- Haarverlust
- Hautalterung, Faltenbildung
- Osteoporose
- Scheidentrockenheit
- Sexuelle Unlust
- Ungewollter Urinabgang (Inkontinenz)
- Vermehrte Haarbildung im Gesicht („Damenbart“)

„Hitzefrei" mit Phytoöstrogenen

Die Ernährung bzw. die gezielte Zufuhr von bestimmten Lebensmitteln kann dabei helfen, den Wechseljahren entgegenzuwirken. Hier ist vor allem die Zufuhr von Soja und sojahaltigen Produkten (z.B. Tofu, Miso) interessant. Frauen, die Isoflavone anwenden, berichten häufig über einen Rückgang der lästigen Beschwerden wie z.B. Hitzewallungen oder Schweißausbrüche. Verschiedene Studien weisen darüber hinaus darauf hin, dass Isoflavone auch eine gefäß- und knochenschützende Wirkung entfalten können. Das ist insofern wichtig, als gerade jenseits der Menopause für Frauen das Risiko für Herz-Kreislauf-Erkrankungen und Osteoporose drastisch zunimmt, denn hier fällt der schützende Effekt durch die Östrogene mehr und mehr weg. Somit können Soja bzw. die dort vorkommenden Bioaktivstoffe eine gut verträgliche Alternative zur klassischen Hormonersatztherapie sein.

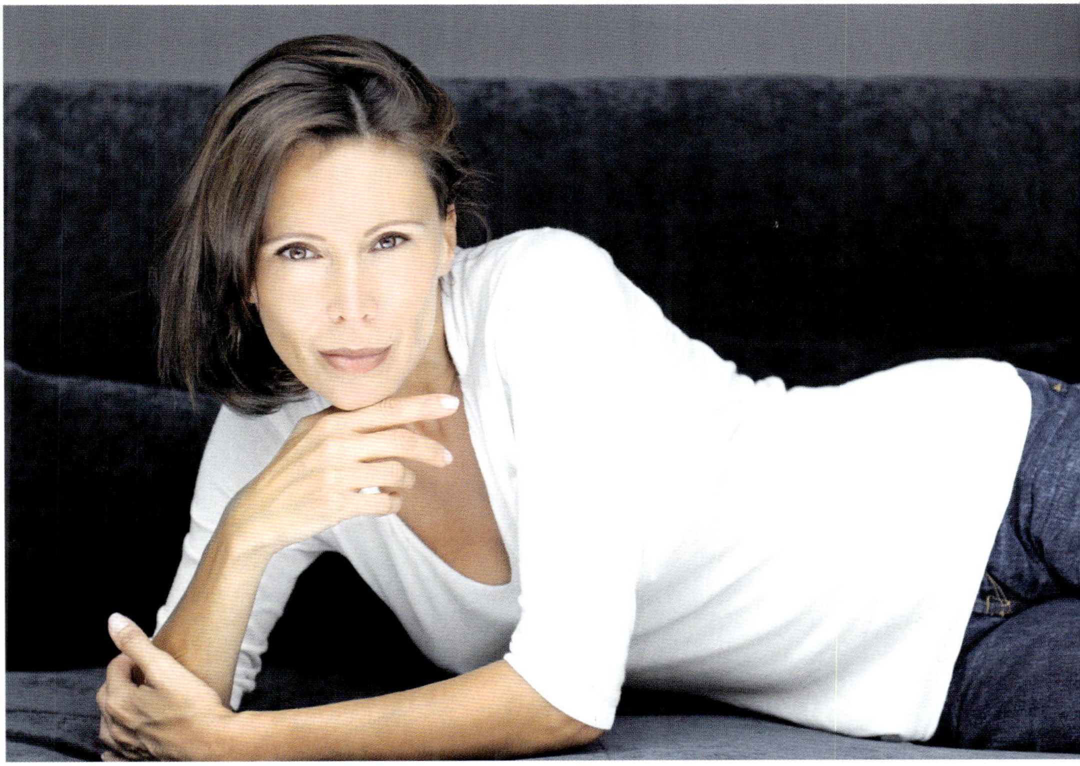

Kurkuma – gelbes Pulver gegen Krebs und Alzheimer

Derzeit stellen die Herz-Kreislauf-Erkrankungen die häufigste Todesursache dar – gefolgt von den Krebserkrankungen. Das wird sich künftig ändern. Gemäß einem aktuellen Bericht der Weltgesundheitsorganisation (WHO) werden die Krebserkrankungen weltweit bis zum Jahr 2025 weiter um zusätzlich 40 % ansteigen und somit vermutlich an die erste Stelle bei der Todesursachenstatistik rutschen. Krebs ist eine multifaktorielle Erkrankung, d.h., es sind in der Regel mehrere Faktoren von Einfluss auf die Krebsentstehung. Obgleich Erbfaktoren eine Rolle spielen können, sind die wenigsten Krebsfälle tatsächlich erblich bedingt. Vielmehr spielt das Alter und das damit häufig einhergehende nachlassende Immunsystem eine Rolle. Aber auch Umweltfaktoren, Genussmittel (Rauchen!), Bewegungsmangel und Übergewicht sind von Bedeutung. Ebenso können Viren und Entzündungen Tumorerkrankungen (mit)begünstigen. Zu den besonders wichtigen Lebensstilfaktoren, die bei der Krebsentstehung eine wesentliche Rolle einnehmen, zählt die Ernährung. Ihr Anteil wird auf 40 % geschätzt – d.h., mit einer gesunden Kost lässt sich das Risiko für Krebs um fast die Hälfte senken.

Kurkuma – „heiße" Knollen mit interessantem Inhalt

Sie ist seit Jahrtausenden in der Volksmedizin bekannt und geschätzt: die Gelbwurz (Curcuma longa), die ursprünglich aus Indien stammt und vor allem in der Ayurveda-Medizin eine wesentliche Rolle einnimmt. Die Gelbwurz ist eine mehrjährige krautige Pflanze, die zur Familie der Ingwergewächse gehört. Besonders interessant ist der Wurzelstock des „gelben Ingwers", wie die Gelbwurz auch noch genannt wird, denn dieser hat es „in sich": In den knolligen Überdauerungsorganen befindet sich neben Stärke und diversen ätherischen Ölen u.a. auch das wertvolle Kurkumin, welches für die Gelbfärbung des Wurzelstocks und auch des daraus gewonnenen Pulvers verantwortlich ist. Kurkumin ist ein Polyphenol, dem eine Reihe positiver Wirkungen zugesprochen wird. So kann er sich z.B. günstig auf die Ver-

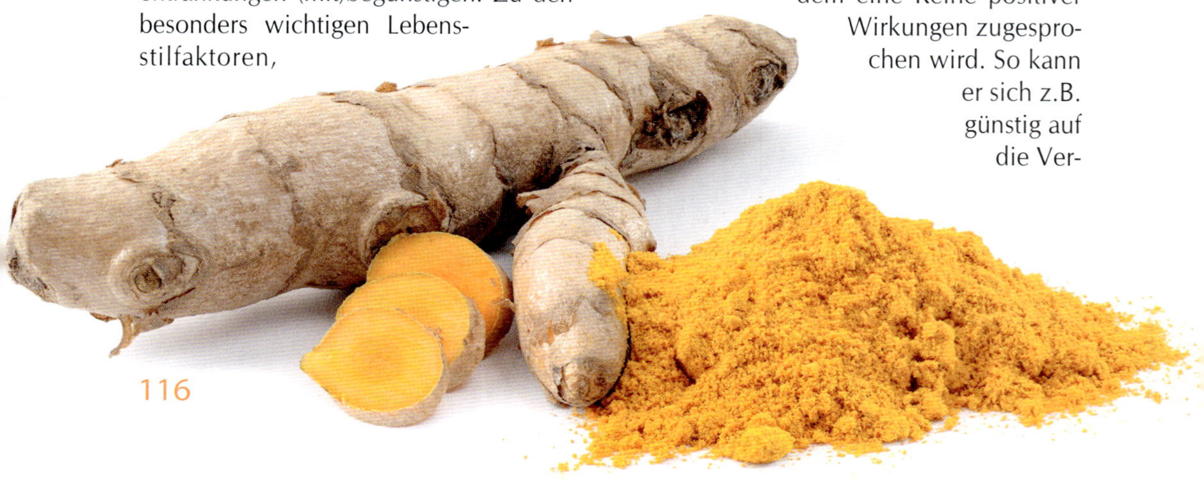

dauung auswirken und eine reinigende und energiespendende Wirkung entfalten. Daher wird die Gelbwurz auch im Ayurveda zu den „heißen" Pflanzen gerechnet, welche die „Mitte" des Körpers stärken können. In der traditionellen Volksheilkunde in Asien wird das Ingwergewächs daher bei Verdauungsstörungen sowie Leber- und Gallenschwäche, aber auch zur Stärkung der Abwehrkräfte und zum Schutz vor Infektionen eingesetzt. Bei Hauterkrankungen und Wunden wird häufig ein Brei aus dem Wurzelstock und einem daraus hergestellten Presssaft zubereitet und äußerlich auf die betroffenen Hautareale aufgebracht.

Kurkumin unterstützt den Körper im Kampf gegen Krebs

Die moderne Forschung hat weitere interessante Erkenntnisse zu den positiven Wirkungen des Kurkumins aufzeigen können. So liegen wissenschaftliche Untersuchungen vor, die darauf hinweisen, dass das Polyphenol eine krebshemmende Wirkung besitzt. Dies ist u.a. mit den verschiedensten menschlichen Tumorzellen (z.B. Brust-, Eierstock-, Dickdarm-, Blutkrebszellen) im Labor gezeigt worden. Kurkumin scheint wichtige, für das Überleben der Tumorzellen notwendige Prozesse zu hemmen bzw. zu verhindern. Beispielsweise fördert der Bioaktivstoff den „programmierten Selbsttod" von Krebszellen. Weiterhin bremst Kurkumin die Bildung neuer Blutgefäße bei Tumorzellen aus. Damit können diese keinen Anschluss an das große Blutgefäßsystem herstellen, um sich daraus Nährstoffe zu „angeln". Sie müssen somit verhungern und absterben. Zudem wirkt Kurkumin stark entzündungshemmend, und entzündliche Prozesse fördern die Krebsentstehung. In Indien, wo traditionell viel Kurkumin zum Würzen in der Küche verwendet wird, sind die Krebsraten deutlich niedriger als in unseren westlichen Ländern.

Das gelbe Pulver schützt die Nervenzellen

Geistig fit und leistungsfähig bis ins hohe Alter – wer möchte das nicht? Aber leider ist das bei Weitem nicht jedem vergönnt, denn mit zunehmendem Alter steigt das Risiko für das Nachlassen der geistigen Leistungsfähigkeit und der Demenzen massiv an. Polyphenole scheinen allgemein einen schützenden Einfluss auf die Nervenzellen zu besitzen. So konnte u.a. gezeigt werden, dass Polyphenole den altersbedingten Veränderungen im Hippocampus entgegenwirken und zur Erhaltung der geistigen Leistungsfähigkeit beitragen können. Wichtig ist in diesem Zusammenhang die Erhaltung der Plastizität des Gehirns, die wir für uneingeschränktes Denkvermögen brauchen. Eine Untersuchung mit mehr als 1.300 Personen, die über 5 Jahre hinweg lief, ergab, dass das Krankheitsrisiko für Demenzen für jene Personen am höchsten war, die wenig Polyphenole zu sich nahmen. Kurkumin ist das Polyphenol, welches in diesem Zusammenhang eine besondere Schutzfunktion zu entfalten scheint. So weist die alternde Bevölkerung Indiens eine deutlich bessere Nervengesundheit auf als in Europa. Diese Beobachtung wird u.a. auch auf den vermehrten Konsum der Gelbwurz und des darin enthaltenen Kurkumins zurückgeführt. Derzeit wird erforscht, inwieweit Kurkumin bei der Vermeidung der Alzheimer-Erkrankung eine Rolle spielen könnte. Erste Daten weisen darauf hin, dass das Polyphenol der Plaquebildung im Gehirn, die sich bei dieser Form der Demenz einstellt, entgegenwirken kann. Hier dürfen wir auf weitere interessante Untersuchungsergebnisse gespannt sein.

Tipp:

Kurkumin ist auch ein starkes Antioxidans. Es sollte zur optimalen Wirksamkeit am besten mit anderen antioxidantienreichen (polyphenolhaltigen) Pflanzenextrakten kombiniert werden, denn Antioxidantien wirken am besten im Verbund. Schwarzer Pfeffer kann die Verwertung des Kurkumins zusätzlich verbessern.

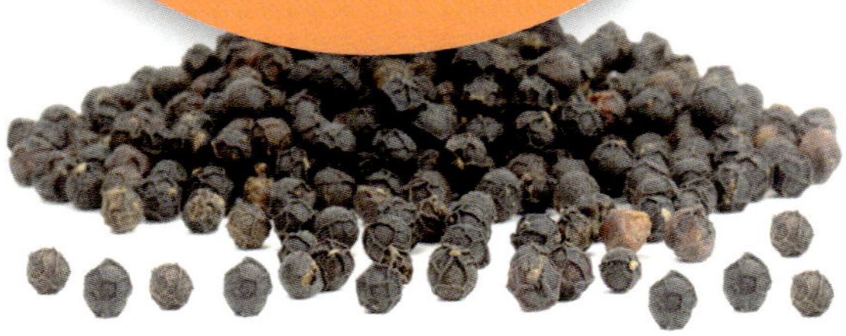

Pycnogenol – Tausendsassa von der französischen Atlantikküste

Pycnogenol ist ein Extrakt, der aus der Rinde der französischen Meereskiefer gewonnen wird. In diesem Extrakt ist eine Vielzahl an sekundären Pflanzenstoffen enthalten, die für die menschliche Gesundheit verantwortlich gemacht werden. Seit mehr als 40 Jahren wird dieser besondere Rindenextrakt in seiner Zusammensetzung und seinen Wirkeffekten untersucht. Inzwischen liegen mehr als 100 klinische Studien vor. Von besonderem Interesse ist die gefäßschützende Wirkung, die für Pycnogenol vielfach bestätigt worden ist. Wenn man die Länge aller Blutgefäße eines Menschen zusammennimmt, kommt man auf die unglaubliche Menge von etwa 100.000 Kilometer. Durch dieses System, welches Nährstoffe in unsere Organe schafft und Abfallstoffe von dort abtransportiert, muss der rote „Lebenssaft" ungehindert hindurchfließen. Damit zirkuliert das gesamte Blut täglich (!) mehr als 1.000-mal durch den menschlichen Körper. Damit der Blutfluss reibungslos vonstattengeht, ist es wichtig, dass die Blutgefäße entsprechend weitgestellt werden. Dafür stellt der Körper in der gefäßauskleidenden Innenschicht bestimmte Stoffe (Stickoxide) bereit. Diese sind für die Gefäßentspannung unabdingbar. Mit zunehmendem Alter und durch eine Reihe von negativen Einflüssen (z.B. Ernährung, Bewegungsmangel, Rauchen) wird der Blutfluss im Allgemeinen zäher. Auch die körpereigene Fähigkeit zur Herstellung der gefäßerweiternden Stickoxide lässt in der Regel nach. Damit werden die Organe schlechter versorgt und die Entgiftung verläuft ebenfalls nicht mehr optimal. Pycnogenol kann die ermüdete Bereitstellung dieser Botenstoffe wieder aktivieren – das hat eine Reihe von wissenschaftlichen Untersuchungen gezeigt. Somit wurde eine Normalisierung eines erhöhten Blutdrucks beobachtet. Davon können auch Personen profitieren, die ein blutdrucksenkendes Mittel verwenden. In klinischen Untersuchungen wurde gezeigt, dass durch die gleichzeitige Anwendung von Pycnogenol die Dosis der Blutdrucksenker reduziert werden konnte. Auch der Fettstoffwechsel kann durch den Kiefernrindenextrakt positiv beeinflusst werden. Und schließlich ist auch eine blutzuckersenkende Wirkung in Studien beobachtet worden.

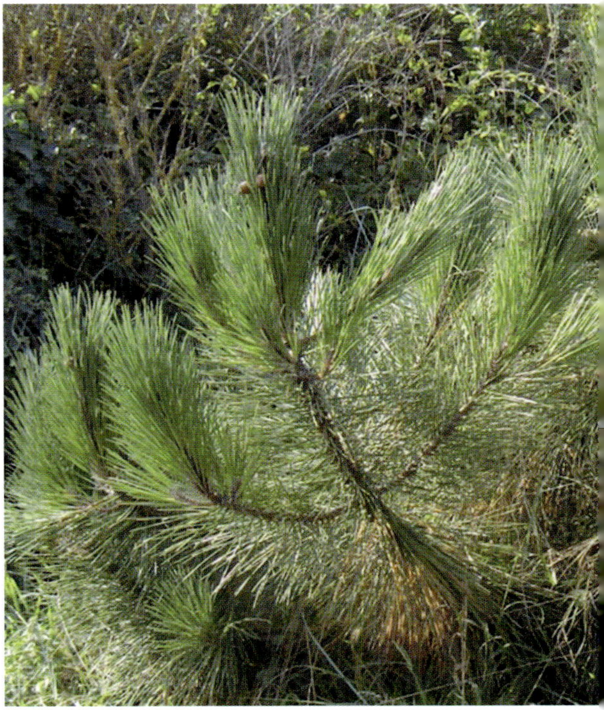

Die Rinde für entzündliche Erkrankungen

Pycnogenol hat nachgewiesenermaßen eine entzündungshemmende Wirkung. So liegen Untersuchungen vor, die belegen, dass der Rindenextrakt bei Personen mit Gelenksteifigkeit die Gelenkfunktion deutlich verbessern kann. Auch eine schmerzreduzierende Wirkung ist nachgewiesen worden. Auch die Schuppenflechte (Psoriasis) ist eine entzündungsbedingte Krankheit. Pycnogenol hat hier zu einer deutlichen Verbesserung der begleitenden Hautproblematik geführt: Die typischen Rötungen und Schuppungen gingen innerhalb von 12 Wochen deutlich zurück. Auch die Trockenheit der Haut nahm ab, und es konnte eine bessere Durchfeuchtung derselben beobachtet werden. Bei Studien mit Kindern, die unter Asthma litten, ergab die Behandlung mit Pycnogenol eine Senkung der Ausschüttung von entzündungsfördernden Botenstoffen, die im Zuge der Erkrankung üblicherweise vermehrt im Körper gebildet werden und am Krankheitsbild maßgeblich mitbeteiligt sind. Auch eine Verbesserung der Lungenfunktion und ein Einsparen von Asthmamedikamenten ist beobachtet worden.

Pycnogenol sorgt für schlanke Beine

Geschwollene Fußgelenke, schwere Beine oder die unschönen Besenreiser können bereits ein Hinweis auf eine Venenschwäche sein. Als Ursache kommen Erbfaktoren, aber auch Bewegungsmangel, Übergewicht, Medikamente (z.B. die Antibabypille), hormonelle und temperaturbedingte Einflüsse in Frage. Im Zuge der Entstehung eines Venenleidens kommt es häufig zu Flüssigkeitsansammlungen („Wasser") in den Beinen oder zu Schwellungen im Knöchelbereich. Diese Veränderungen sind Ausdruck eines Blutrückstaus. Die Venen müssen nährstoff- und sauerstoffarmes Blut zum Herzen transportieren. Bei Erschlaffung der Venen können sich die Venenklappen nicht mehr richtig schließen und der Blutstrom herzwärts gerät ins Stocken. Dies hat einen Rückstau des Blutes und eine erhöhte Durchlässigkeit der Venenwände zur Folge. Es wird vermehrt Gewebsflüssigkeit an das Lymphsystem abgegeben, welches in diesen Fällen überlastet ist und größere Flüssigkeitsmengen nicht rasch genug abtransportieren kann. Dadurch kann es zu Flüssigkeitsansammlungen (Ödemen) kommen, die als Schwellung sichtbar werden. Im weiteren Verlauf von Venenerkrankungen können sich Krampfadern und Entzündungen einstellen, die schlimmstenfalls zu Gefäßverschlüssen (Venenthrombosen) beitragen können. Pycnogenol kann die Wände der kleinen Haargefäße gegen den Venendruck stabilisieren. In der Folge kommt es zu weniger Wasseransammlungen im Gewebe. Schweregefühl, Schmerzen und Schwellungen treten in vermindertem Maß auf. Die positive Wirkung von Pycnogenol auf die Venentätigkeit ist u.a. auch an Personen, die Langstreckenflüge absolvierten, gezeigt worden. Unter der Anwendung des Kiefernrindenextraktes litten sie deutlich weniger unter Schwellungen im Bein – und Fußknöchelbereich. Üblicherweise werden in der Medizin Kompressionsstrümpfe zur Unterstützung der Venen angewendet. Eine vergleichende Untersuchung bestätigte, dass Pycnogenol deutlich effizienter wirkt als die Kompressionsstrümpfe, um Schwellungen und Komplikationen zu vermeiden.

Mögliche Wirkungen von Pycnogenol (Auswahl)

- Antioxidans (Radikalfänger)
- Augenschutz
- Blutdrucksenkende Wirkung
- Blutzuckersenkende Wirkung
- Entzündungshemmende Wirkung
- Hautschutz
- Positiver Einfluss auf den Fettstoffwechsel
- Unterstützung der Venengesundheit
- Verbesserung der Atmungsfähigkeit und der Lungenfunktion
- Verbesserung der Durchblutung
- Verbesserung der Gelenkbeweglichkeit

Schwarzkümmel – Lieferant eines wertvollen Naturöls

Der Schwarzkümmel (Nigella sativa) ist eine alte Kulturpflanze, die zur Familie der Hahnenfußgewächse gehört und ursprünglich aus Asien stammt. Die mohnähnlichen Kapseln beinhalten Samen, aus denen ein besonders wertvolles Öl gewonnen wird. Bereits vor Tausenden von Jahren genoss der Schwarzkümmel im Orient als Heil- und Gewürzpflanze ein hohes Ansehen. In Ägypten galt das daraus gewonnene Öl als Naturheilmittel der Pharaonen. Das ägyptische Schwarzkümmelöl gilt als besonders wertvoll. Es besteht aus mehr als 100 (bekannten) Inhaltsstoffen. Zu diesen zählen u.a. ätherische Öle, Bitterstoffe, Terpene, seifenartige Substanzen (Saponine) und weitere bioaktive Pflanzeninhaltsstoffe, Vitamine, Mineralstoffe, Spurenelemente und Aminosäuren. Mit einem Anteil von 60 % ist der Anteil an mehrfach ungesättigten Fettsäuren (vor allem Gamma-Linolensäure) vorherrschend.

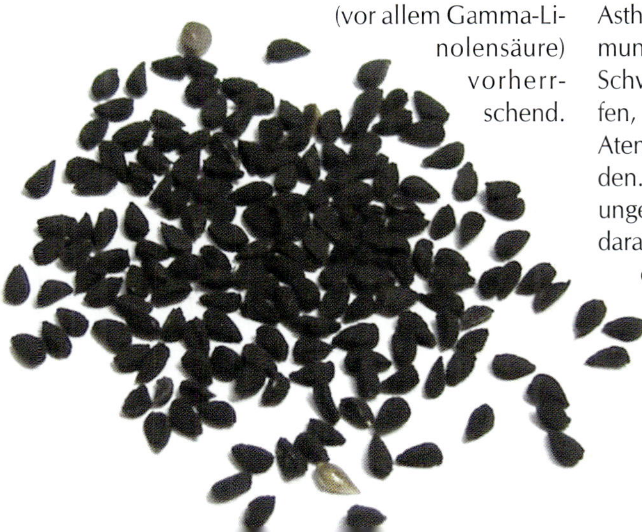

„Schwarzkümmel heilt jede Krankheit – außer den Tod." So steht es im Buch Hadith des islamischen Propheten Mohammed (570–632) geschrieben.

Power für das Immunsystem – bei Abwehrschwäche und Allergien

Unser Immunsystem ist tagtäglich großen Herausforderungen ausgesetzt: Umweltgifte, allergieauslösende Stoffe, Krankheitserreger und Tumorzellen, die ständig im Körper gebildet werden – all das muss die „Körperpolizei" erkennen und bewältigen können. Zudem setzen Stress, psychische Belastungen, Reizüberflutungen und Schlafmangel unserem Abwehrsystem zu. Da können unterstützende Maßnahmen sinnvoll sein. Schwarzkümmelöl fördert die körpereigenen Immunfunktionen und „stählt" den Körper gegen krankmachende Keime – das zeigt eine Reihe von wissenschaftlichen Untersuchungen. Aber auch bei Allergien (z. B. Heuschnupfen) und Asthma – die ja durch überschießende Immunreaktionen bedingt sind – hat sich das Schwarzkümmelöl bewährt. Fließschnupfen, Augenjucken und Asthmaanfälle mit Atemnot können positiv beeinflusst werden. Insbesondere sind hier die mehrfach ungesättigten Fettsäuren und die im Körper daraus hergestellten Gewebshormone für die positive Wirkung verantwortlich zu machen. Diese Gewebshormone erweitern die Bronchien und senken allgemein die Allergiebereitschaft.

Naturheilmittel für die geplagte Haut

Bei verschiedenen Hauterkrankungen ist eine Störung des Fettsäurehaushaltes ursächlich am Krankheitsbild mitbeteiligt. U.a. können dadurch wichtige entzündungshemmende Stoffe im Körper nicht bereitgestellt werden, und Entzündungen gewinnen dagegen die Oberhand. Das ist beispielsweise bei Neurodermitis der Fall. Rötungen, Schuppungen und Hautjucken zählen zu den äußerst unangenehmen Begleiterscheinungen dieser Erkrankungen. Nicht selten erfolgt durch wiederholtes Kratzen eine Verletzung der Haut mit nachfolgenden bakteriell bedingten Infektionen und schlecht heilenden Wunden. Schwarzkümmelöl kann auf die Haut eine beruhigende Wirkung entfalten. Es wirkt entzündungshemmend, juckreizstillend und wirkt antibakteriell. Auch bei der Schuppenflechte (Psoriasis) liegen Hinweise auf eine positive Wirkung durch das Schwarzkümmelöl vor. Neben den entzündungshemmenden Effekten dürfte hier auch die ausgleichende Wirkung auf die überschießende Immunantwort eine Rolle spielen. Bei den genannten Hauterkrankungen empfiehlt es sich, das Schwarzkümmelöl äußerlich und innerlich anzuwenden.

Tipp:

Wenn Sie unter einer Magenschwäche leiden, dann sollten Sie Schwarzkümmelöl nicht auf den leeren Magen einnehmen, da es eventuell zu einer Reizung der Magenschleimhaut beitragen kann. Mit einer entsprechenden „Essensunterlage" ist die Gefahr dafür geringer.

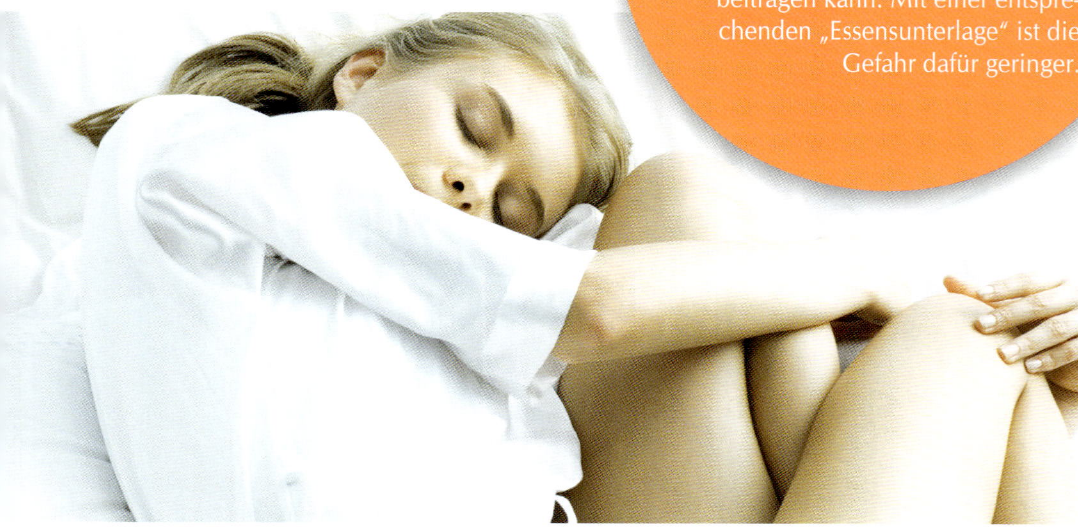

Traubenkernextrakt – OPC als „Wunderwaffe"

Auch die Kerne von Weintrauben enthalten interessante bioaktive Pflanzeninhaltsstoffe, die man unter dem Begriff „oligomere Proanthocyanidine" oder „oligomere Procyanidinde" kennt. Diese gehören ebenfalls zu den bereits mehrfach erwähnten Polyphenolen (Untergruppe Flavonoide) und werden vom Rebstock zum Schutz vor klimatisch bedingten Stressfaktoren (wie z.B. UV-Strahlung) gebildet. Diese Substanzen sind in den Traubenkernen und im Traubenkernmehl und den daraus hergestellten Produkten zu finden. Zu diesem „OPC" wie diese Substanz kurz genannt wird, liegen inzwischen ebenfalls hochinteressante Studien vor, die auf breites Wirkpotential schließen lassen. So ist OPC u.a. ein effizientes Antioxidans, übt eine gefäßprotektive Wirkung aus und unterstützt die Venengesundheit. Auch das Immunsystem und die körpereigene Krebsabwehr können von diesem Polyphenol profitieren. OPC kann auch einen positiven Einfluss auf das Hautbild haben und ist ein wichtiger Bestandteil der Vinotherapie, die in den Wellness-Hotels immer beliebter wird. Es liegen Hinweise aus der Wissenschaft vor, die zeigen, dass das OPC besser wirkt, wenn es zeitgleich mit anderen Polyphenolen (vor allem Flavonoiden) in den Körper kommt. Zudem vermag OPC auch die Wirkung von radikalfangenden Vitaminen (z.B. Vitamin C) deutlich zu verbessern.

Alles im Fluss – dank OPC

Besonders gut untersucht ist die Wirkung, die OPC auf die Blutgefäßgesundheit hat. Die Bioaktivstoffe können dabei helfen, die Blutgefäße weitzustellen und damit der Entstehung eines Bluthochdrucks entgegenzuwirken. In der renommierten Zeitschrift Nature wurde vor einigen Jahren von einer Untersuchung berichtet, die belegt, dass vor allem Rotwein, der zusammen mit Kernen und Schalen für eine längere Zeit (drei bis vier Wochen) als üblich (etwa eine Woche) vergoren wird, zu einer Senkung des Blutdrucks beitragen kann. Die Forscher führten die Wirkung auf die Gerb- und Farbstoffe des Weins, vor allem aber auf die in den Traubenkernen vorhandenen Procyanidinen zurück. Diese, das zeigten Laborversuche, können die körpereigene Herstellung eines gefäßverengenden Eiweißes (Endothelin-1) unterdrücken und somit den Blutfluss fördern und damit zum normalen Blutdruck beitragen. In einer anderen Studie mit Personen, die unter mehreren Herz-Kreislauf-Risikofaktoren (u.a. unter Bluthochdruck) litten, wurde die Wirkung von Traubenkernextrakt (in Kapselform) auf die Senkung des Blutdrucks hin untersucht.

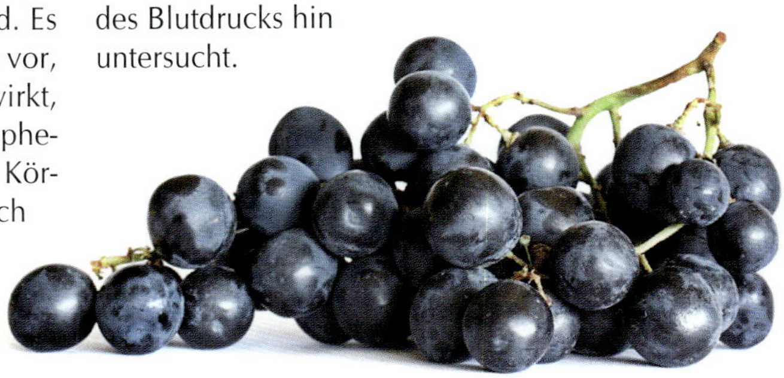

Im Rahmen der vierwöchigen Beobachtungszeit konnte sowohl der obere als auch der untere Blutdruckwert, im Vergleich zu Placebo, deutlich gesenkt werden.

Traubensilberkerze – ein Kraut für Frauen

Von Weitem sieht die krautige Pflanze, die bis zu 2 Meter hoch werden kann, aus wie eine Kerze. Ihr Stängel ist von Trauben aus silbrig erscheinenden Blüten besetzt, was zur Namensgebung beigetragen hat. Die Traubensilberkerze (Cimicifuga racemosa) gehört zur Familie der Hahnenfußgewächse. Sie ist in Kanada und in weiten Teilen der USA heimisch und wurde von den Ureinwohnern Nordamerikas als Heilpflanze z.B. zur Erleichterung von Geburten angewendet. Interessant ist vor allem die Wurzel der Pflanze mit ihren Inhaltsstoffen, wie z.B. bestimmte zuckerartige Stoffe (Triterpenglykoside), Flavonoide, Gerbstoffe und Phenolcarbonsäuren. Das Wirkstoffgemisch (vor allem aber wohl die Triterpenglykoside) wird für die sanft ausgleichende Wirkung auf den Hormonhaushalt der Frau verantwortlich gemacht.

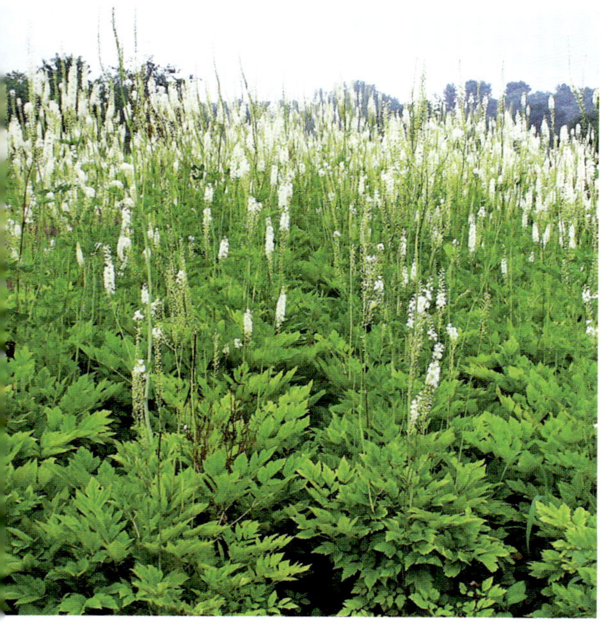

Reine Frauensache: Prämenstruelles Syndrom

Es ist mal wieder so weit: Die Periode naht – und mit ihr für viele Frauen auch die unangenehmen „Tage vor den Tagen". Fast Dreiviertel aller weiblichen Wesen im gebärfähigen Alter in unseren zivilisierten Breitengraden leiden in der zweiten Zyklushälfte unter den verschiedensten Problemen an Körper und Seele. Bei einigen Betroffenen sind die Beschwerden so stark, dass sie sogar arbeitsunfähig sind. Nach dem Einsetzen der Menstruation normalisieren sich die Symptome in der Regel wieder. Die Bandbreite der lästigen Begleiterscheinungen ist groß: Über 150 Symptome, die dem prämenstruellen Syndrom (PMS) zugeordnet werden, sind bekannt. Es gibt Frauen, die leiden während dieser Zeit unter Bauchschmerzen, Übelkeit, Müdigkeit, Kopfschmerzen, Schlafstörungen und/oder Erschöpfung. Wieder andere könnten den ganzen Kühlschrank leer essen oder, noch besser, den Vorrat an Süßigkeiten. Vor der Periode kommt es häufig zu Wassereinlagerungen und Gewichtszunahme. Die zugrundeliegenden Ursachen sind bislang erst teilweise erforscht. Eine Beteiligung der weiblichen Hormone ist allerdings naheliegend. Während in der ersten Zyklushälfte vor allem Östrogene und andere Hormone, die wichtig für den Eisprung sind, gebildet werden, nimmt in der zweiten Zyklushälfte die Produktion von Gestagenen (Progesteron) überhand. Das ist ein völlig normaler Vorgang. Aber nicht immer klappt dieses Wechselspiel der Hormone reibungslos, und nicht alle Frauen kommen mit diesem Auf und Ab der verschiedenen Hormone gut klar. Einige reagieren sehr empfindlich auf diese Veränderungen und prompt spielt ihr Körper verrückt. Die Kommandozentralen für die Herstellung dieser frauentypischen Hormone sitzen ja im Gehirn. Dort entstehen aber auch Gefühle und Empfindungen wie Trauer, Wut oder Glück, und zwischen dem hormonellen und dem psychischen System gibt es Verbindungen – die beiden Systeme tauschen sich nicht nur aus, sondern scheinen sich auch gegenseitig Befehle zu erteilen. Die Traubensilberkerze kann hier eine positive Wirkung entfalten und die lästigen Begleiterscheinungen des prämenstruellen Syndroms lindern.

Unterstützung bei Zyklusanomalien und Wechseljahrbeschwerden

Nicht wenige Frauen leiden unter einem unregelmäßigen, also verlängerten oder verkürzten Menstruationszyklus. Häufig werden diese Unregelmäßigkeiten von einer Störung des Blutflusses (starke oder sehr geringe Blutung) begleitet. Die Traubensilberkerze wird u.a. bei diesen Zyklusanomalien eingesetzt. Die ausgleichende Wirkung auf den gestörten Hormonstoffwechsel kann eine Normalisierung der Zyklen begünstigen. Auch bei den bereits beschriebenen typischen Wechseljahresbeschwerden kann Cimicifuga empfohlen werden. Diverse Studien haben gezeigt, dass Hitzewallungen, Schweißausbrüche, Schlafstörungen und Scheidentrockenheit gemindert werden können. Interessant ist, dass auch hier (wie bei den Isoflavonen) Hinweise auf eine knochenschützende Wirkung vorliegen. Die Traubensilberkerze wirkt auch auf bestimmte Bereiche im Gehirn und kann Stimmungsschwankungen positiv beeinflussen.

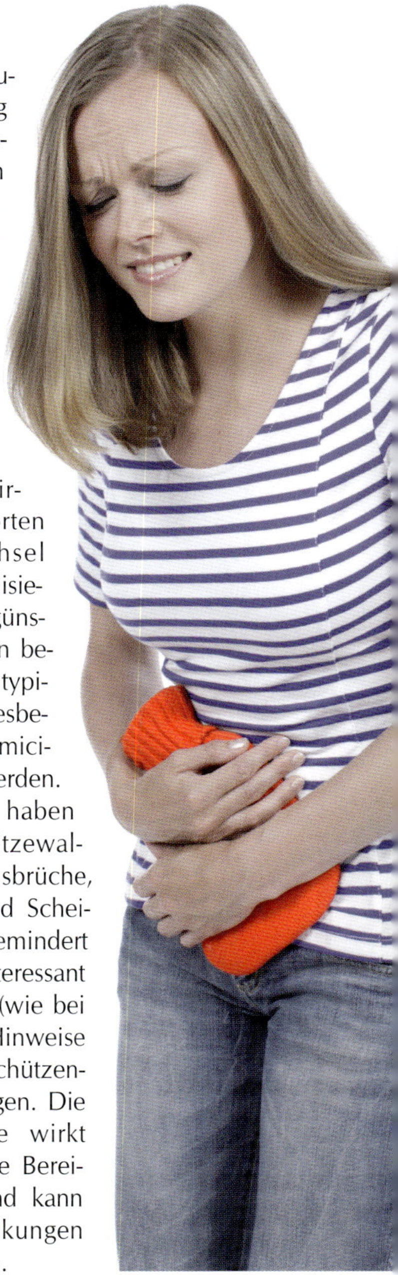

Weihrauch – heilender Balsam bei Entzündungen

Weihrauch ist ein Naturheilmittel, welches bereits vor 3.000 Jahren von ayurvedischen Ärzten zur Behandlung von Erkrankungen, wie Krämpfe, Hautleiden oder Entzündungen, eingesetzt wurde. Auch der griechische Arzt Hippokrates empfahl bereits vor 2.500 Jahren Weihrauch und Myrrhe zum Abheilen von Geschwüren. In Ägypten fand Weihrauch vor tausenden von Jahren bei Räucherzeremonien zur Ehrung der Götter und bei der Balsamierung der Toten Anwendung. Große Mengen des duftenden Harzes wurden auch von den Römern im Rahmen von Opferhandlungen verbrannt. Eine wichtige Rolle nahm der Weihrauch auch dort bereits als Bestandteil heilender Salben und Arzneien ein. Im Christentum wurde Weihrauch zunehmend bei Prozessionen, Beerdigungen und Messen verbrannt. Der Duft von Weihrauch eignete sich aufgrund seiner harmonisierenden, entspannenden Effekte gut als „umgebendes Medium" für den Rückzug nach innen. Mit der Entdeckung fernöstlicher Meditationstechniken gelangte der Weihrauch als Räucherwerk auch in die westliche Welt. In Indien gilt Weihrauch als Naturmedizin, die in Form von Salbenzubereitungen, Weihrauchextrakten und -pulvern zur Behandlung von Wunden, Geschwüren und Entzündungen traditionell Anwendung findet.

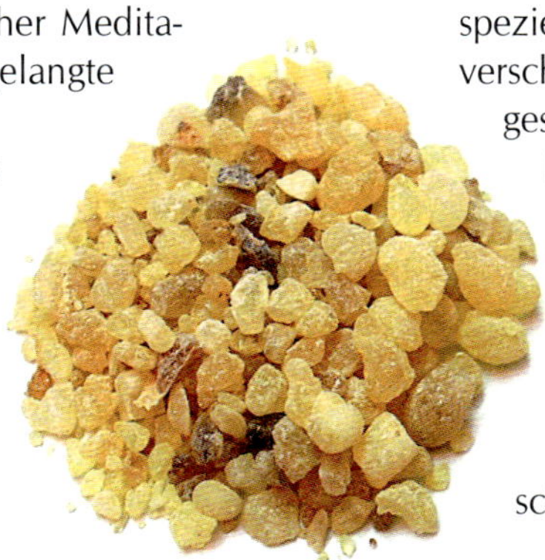

Weihrauchharz – der ganz besondere Saft

Weihrauchbäume zählen, botanisch gesehen, zur Familie der Balsamgewächse (Burseraceae), der wiederum insgesamt über 300 Arten tropischer Holzpflanzen angehören. Für Heilzwecke besonders von Bedeutung ist die Art Boswellia serrata (Salai- oder Saphalbaum), die in den mittleren und nördlichen Teilen Ostindiens beheimatet ist. Das Harz dieser Pflanze ist auch unter dem Namen Olibanum bzw. Indian Olibanum bekannt. Die verschiedenen Weihraucharten gedeihen wild, unter kärgsten Bedingungen, in Indien, Ostafrika und Arabien und erreichen eine Höhe von drei bis sechs Meter. Das Weihrauchharz wird vorwiegend aus diesen wildwachsenden Bäumen und Sträuchern gewonnen. Die Ernte erfolgt in den Monaten März bis April. Dazu werden die Bäume mit Hilfe eines speziellen Schabemessers an bis zu dreißig verschiedenen Wundstellen am Stamm eingeschnitten. Der austretende Milchsaft härtet an der Luft zum weißlich bis rotbräunlich gefärbten Harz. Die indische Weihrauchart Boswellia serrata liefert auf diese Art und Weise etwa 1 Kilogramm Harz pro Baum. Die indische und die anderen Weihraucharten sind Vielstoffgemische, d.h., sie bestehen aus einer Viel-